保健指導・患者指導

行動変容
実践アドバイス50

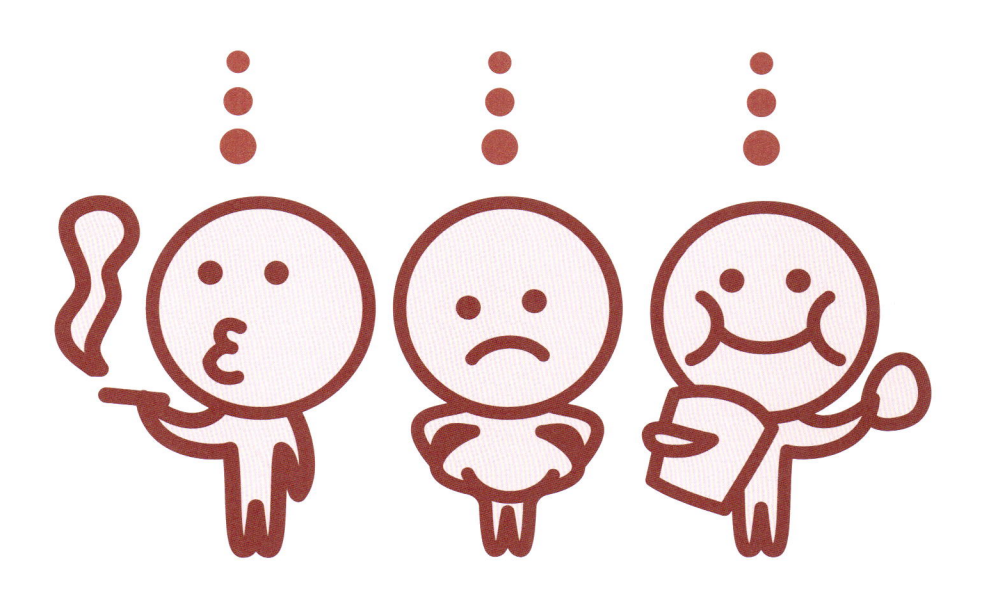

松本千明 著

医歯薬出版株式会社

This book was originally published in Japanese
under the title of :

Hoken Shidou・Kanja Shidou no Tameno
Koudouhenyou Jissen Adobaisu 50

(Health Guidance and Patient Education for Behavior Change
— Practical Fifty Points)

Matsumoto, Chiaki

© 2009　1st ed.

ISHIYAKU PUBLISHERS, INC.
　7-10, Honkomagome 1 chome, Bunkyo-ku,
　Tokyo 113-8612, Japan

はじめに

　行動変容を促す保健指導と患者指導では，対象者の「やる気」を引き出し，生活習慣を変えてもらい，それを維持してもらわなくてはなりません．

　そのような指導が簡単ではないことは，現場で指導に当たる保健・医療スタッフの皆さんが，一番よく知っていることだと思います．

　そこで，前著「やる気を引き出す8つのポイント 行動変容をうながす保健指導・患者指導」（2007）では，対象者の「やる気」を引き出すポイントについて，行動科学の理論に基づいて説明しました．

　ただ，実際の指導場面では，対象者に行動変容を促す上で，「こういう場合は，どう働きかけたらよいのか？」といった疑問が，数多く存在すると思いますし，私も講演の際に，現場の指導スタッフの方から，そのような質問を頂くことがあります．

　そこで今回は，対象者の「やる気」を引き出す場合の基本的な考え方や，「こういう場合は，このように働きかけてみては？」という，実践的な方法や工夫について，50個のコラムにまとめました．

　行動変容を促す指導をする上で，働きかけの引き出しを増やすための「ワンポイント・アドバイス」集として，ぜひ本書をご活用頂ければ幸いです．

2009年4月
松本千明

もくじ

パート1　総論　1

1. 「やる気」を引き出す考え方の基本　2
2. 生活習慣を変えるということは？　4
3. 行動変容は5つのステージを通る　6
4. 押し売りになってはダメ　8
5. 対象者に合わせる　10
6. 自分だったらどうしてほしいか？　11
7. 日常生活の中でできることを　13
8. 説得力のある指導とは？　15
9. 時間を有効に使う　16
10. あなたはどんな指導を目指しますか？　18

パート2　対象者とその関係について　20

11. 指導は対象者との関係性　21
12. 対象者の視点で考える　22
13. 十人十色の対象者　24
14. 対象者の考えには理由がある　26
15. 信頼関係を早く築くには？　27

パート3　コミュニケーションについて　29

16. コミュニケーション・スキルも重要　30
17. コミュニケーションの3つの技術　32
18. 「何をどう伝えるか」が大事　34
19. コミュニケーションは言葉だけじゃない　36
20. 対象者がスタッフから受けるイメージ　38

パート4　実践場面　39

禁煙 1　喫煙者のAさんに禁煙を勧める場合
- 21．「危機感をあおる」のは本当に効果的か？　41
- 22．「トライ」と「成功」の違い　43
- 23．「不協和音」はしっくりこない　45
- 24．行動変容を妨げるもの　47
- 25．「競争相手」に勝たなくては　48

禁煙 2　喫煙者のBさんに禁煙を勧める場合
- 26．「開いた質問」と「閉じた質問」　51
- 27．「やらなくては」から「やりたい」へ　53
- 28．今までのことも聞いてみる　55
- 29．対象者の考えを点数化する　57
- 30．対象者の点数に合わせて働きかける　59

運動 1　メタボリックシンドロームのCさんに運動を勧める場合
- 31．「やらずじまい」で終わる理由　62
- 32．なぜ「自信」がないの？　64
- 33．「成功経験」が「自信」につながるとは限らない　66
- 34．対象者の「ニーズ」をつかまえる　68
- 35．対象者の「深いニーズ」を探る　70

運動 2　肥満と2型糖尿病のDさんに運動を勧める場合
- 36．行動変容の必要性　73
- 37．何のためだったら「やる気」になるの？　75
- 38．一度に変える生活習慣の数　77
- 39．無理をしてはダメ　79
- 40．「行動目標」に重点を置く　80

間食 1　メタボリックシンドロームのEさんに間食を控えることを勧める場合
- 41．分かっちゃいるけど，なかなか……　83
- 42．「成功事例」を活用する　84

43. 対象者は何に価値を置いているか？ 86
44. なぜあの人はストレスに強いの？ 88
45. ストレスとうまくつき合う 90

間食2 肥満と2型糖尿病のFさんに間食を控えることを勧める場合

46.「セルフ・コントロール」力を高める 93
47. 記録をつけることのメリット 95
48.「やりがい」を感じてもらう 97
49.「満足感」を感じてもらう 98
50. 家族からのサポートの効用 100

パート5 まとめ 102

装丁・本文デザイン／小川さゆり

【本書をお読み頂くにあたって】

　本書は，保健指導と患者指導において，行動変容を促す上で役立つ考え方と実践的な工夫について，以下の5つのパートに分け，50個のコラムで構成されています．

> 　　パート1：総　論
> 　　パート2：対象者とその関係について
> 　　パート3：コミュニケーションについて
> 　　パート4：実践場面
> 　　　　　　　禁煙を勧める場合
> 　　　　　　　運動を勧める場合
> 　　　　　　　間食を控えることを勧める場合
> 　　パート5：まとめ

　パート1「総論」では，行動変容を促す指導を行う上で，基本的に押さえておきたい考え方について説明しています．パート2「対象者とその関係について」では，指導を行う対象者についてと，その対象者との関係について，パート3「コミュニケーション」では，指導を「コミュニケーション」の面から見た場合の考え方について，それぞれ説明しています．

　パート4「実践場面」では，指導で対象者に「禁煙」や「運動」，「間食を控えること」を勧める場合を例に挙げ，指導に役立つ実践的な考え方や工夫について説明しています．なお，パート4の内容については，対象者に「禁煙」や「運動」，「間食を控える」以外の行動を勧める場合にも，応用できます．

　パート5「まとめ」では，50個のコラムの要点をまとめてあります．

パート1
総　論

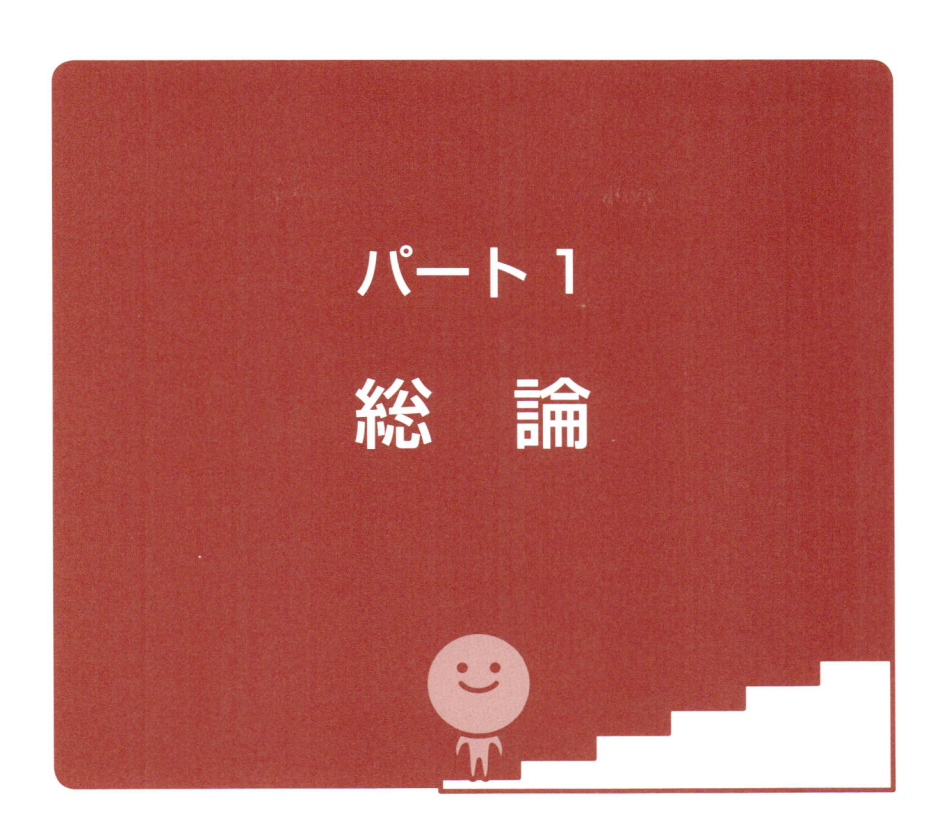

　ここでは，行動変容を促す指導を行う上で，基本的に押さえておきたい考え方について説明します．

1.「やる気」を引き出す考え方の基本

　一般的に，自分の慣れ親しんだ生活習慣を変えたいと思う人は，そんなに多くないと思います．

　そんな中，保健指導や患者指導で対象者に行動変容を促して「やる気」になってもらうのは，簡単なことではありません．

　それでは，どうすれば対象者の「やる気」を引き出すことができるのでしょうか？

　そのための基本的な考え方として，**対象者が生活習慣を変えようと「やる気」になるには，満たされるべき条件がある**と考えます．

　どんな「条件」が満たされれば，人は行動変容の「やる気」になりやすくなるかについては，行動科学の理論に基づいて，拙著『やる気を引き出す8つのポイント 行動変容をうながす保健指導・患者指導』（医歯薬出版，2007）で示しました．

　対象者に行動変容への「やる気」になってもらうには，人が「やる気」になるために必要な条件について，それを満たすように働きかければよいということになります．

　例えば，なかなか行動変容への「やる気」になってもらえない対象者については，「やる気」になるために必要な条件のうち，その対象者がどの条件を満たしていないかを把握し，それを満たすように働きかけるということです．

　このことは，以下のように，患者さんへの治療に例えると分かりやすいと思います．

　例えば，「身体がだるい」と訴えて来た患者さんに，医師はいきなり治療を始めるでしょうか？（もちろん，患者さんの容体が急を要する場

合は別ですが）

　一般的には，まず患者さんから話を聞いて，身体所見をとり，場合によっては血液検査などをして，「身体がだるい」ことの原因を探ります．そして，原因が分かれば，その原因に対して治療を行うわけです．
　というのは，「身体がだるい」ことの原因は，単なる疲れの場合もあれば，貧血や肝機能障害なども含め，さまざまなものが考えられ，原因に応じて治療法も変わってくるからです．

　保健指導や患者指導も，同じように考えることができます．
　対象者が生活習慣を変えようという「やる気」が少ない場合，対象者によって「やる気」がない理由は異なる可能性があります（人によって，「やる気」に必要な条件のうち，どの条件を満たしていないかについて違いがあるということ）．その場合，対象者によって「やる気」を引き出す働きかけのポイントも異なってくるということです．

　以上，保健指導や患者指導で対象者に行動変容を促す場合は，このような「やる気」を引き出す基本的な考えに則って行うことが勧められます．

2. 生活習慣を変えるということは？

　例えば，保健指導や患者指導で禁煙を勧める場合については，次のように考えることもできます．

　ここに「喫煙村」と「禁煙村」があり，「喫煙村」の住人は全員タバコを吸い，「禁煙村」の住人は1人もタバコを吸いません．
　喫煙者に禁煙を勧めるということは，「喫煙村」の住人に「禁煙村」への移住を勧めるようなものではないでしょうか．
　「喫煙村」の住人にとっては，長年住み慣れた村の居心地がよく，誰もわざわざ村を出たいとは思っていません．そんな「喫煙村」の住人に，「禁煙村」への移住を勧めて，移住への「やる気」になってもらうにはどうしたらいいのかということです．

　そのための一つの方法は，"「禁煙村」に来たらこんないいことがありますよ"と，「禁煙村」のメリットを紹介することです．
　「喫煙村」の住人にとって，よほど「禁煙村」がよい所であると感じてもらえないと，慣れ親しんだ「喫煙村」を出て，「禁煙村」に移住する気にはならないと思います．
　他の方法としては，"「喫煙村」に居続けると，まずいことになりますよ"と，「危機感」を感じてもらうことです．
　「このままではまずい」という「危機感」が，「喫煙村」の住人の重い腰を上げさせるきっかけになるのではということです．
　また，「禁煙村」に移ってもうまくやっていける「自信」がない人には，「喫煙村」から「禁煙村」に移住した人からの話を聞いてもらうのもよいかもしれません．
　次に，「喫煙村」の住人に「禁煙村」に移ってもらったら，それでOK

というわけではありません．今度は「禁煙村」に住み続けてもらわなくてはなりません．「禁煙村」に移住したけれど，移る前の期待とは裏腹に，「禁煙村」での生活は大変なことばかりで満足感を感じられなければ，また「喫煙村」に戻ってしまう人もいるでしょう．

　以上，行動変容を促す保健指導や患者指導について，このような形でとらえてみると，働きかけのポイントを整理して理解しやすくなると思います．

3. 行動変容は 5 つのステージを通る

　プロチャスカら[1]は，人の行動変容のプロセスを，以下の 5 つのステージに分けて考えることを提唱しています．

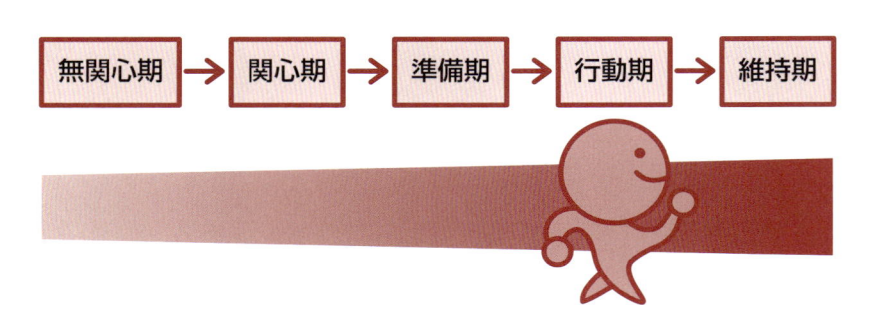

無関心期 → 関心期 → 準備期 → 行動期 → 維持期

　それぞれのステージは，次のように定義されます．

> 無関心期：6 カ月以内に行動を変えようとは考えていない
> 関心期：6 カ月以内に行動を変えようと考えている
> 準備期：1 カ月以内に行動を変えようと考えている
> 行動期：行動を変えて 6 カ月未満である
> 維持期：行動を変えて 6 カ月以上である

　この考え方に基づいて，対象者の行動変容を考える場合は，以下のことに留意する必要があります．

(1) ステージを移行するスピードには個人差がある

　人によっては，無関心期から維持期まで，あまり時間がかからずにうまく進む人もいるかもしれませんが，中には，無関心期や関心期に長く留まって，ステージの移行に時間がかかる人もいると思います．

このように，ステージを移るスピードは人によって違うと考えられますので，指導スタッフも，焦らずじっくりと関わる気持ちが必要だと思います．

(2)「逆戻り」も珍しくない

　行動変容の5つのステージの考え方は，禁煙の研究から導かれたものですが，例えば，6カ月以上禁煙を続けている維持期の人でも，全員が1回の禁煙チャレンジで維持期に入ったとは限りません．

　中には，1カ月禁煙したけれども，また吸い始めてしまったというような，「**逆戻り**」も珍しくないと言われています．

　保健指導や患者指導で行動変容を促す場合は，場合によってステージを行きつ戻りつすることがあることも踏まえ，働きかけをする必要があります．

　以上，保健指導や患者指導で対象者に行動変容を促す場合は，行動変容は5つのステージを通るプロセスであるという考えのもと，働きかけることが勧められます．

■文献
1) Prochaska JO, Velicer WF : The transtheoretical model of health behavior change. American Journal of Health Promotion 12 (1) : 38-48, 1997.

4. 押し売りになってはダメ

　例えば，皆さんが百貨店で洋服をいろいろ見ている時に,「売る気」満々の店員が近づいてきて，あれこれと洋服を勧められたら，どう思いますか？

　ちょっと興味があるだけで，まだ買う気になっていない場合は，その店員が煩わしく感じられ，その場を離れたくなる人もいるのではないでしょうか．

　しかし，皆さんが洋服を買う気になって，商品についてもう少し知りたくなった場合は，店員にいろいろ尋ねたくなるかもしれません．

　客が店員に望むことは，買い手の気持ちの状態に合った対応をしてくれることだと思います．

　これを保健指導や患者指導に当てはめると，次のように考えることができます．

　指導を受けにくる対象者というのは，全員が行動変容への強い「やる気」を持って来ているとは限りません．

　"ちょっと話を聞いてみるか"という軽い気持ちの方もいるでしょうし，中には，周りの人から勧められて，しぶしぶ指導を受けに来たという方もいるかもしれません．

　そんな時に，指導スタッフから，健康によい行動を強力に勧められても，先の百貨店の例のように，むしろ，その行動への「やる気」が少なくなってしまう場合もあるのではないでしょうか．

　指導の場面でも，対象者の行動変容への気持ちの状態に合わせて，働きかけることが勧められます．

　例えば，対象者に禁煙を勧める場合は，対象者が禁煙について「全然関心がない」のか，「少しは関心がある」のか，「1 カ月以内に禁煙を始

めようとしている」のかなど，対象者の**「気持ちの温まりぐあい」**を把握し，それに合わせて働きかけるということです．

　もちろん，保健指導や患者指導で健康によい行動を勧めることと，百貨店で洋服を勧めることは同じではありません．例えば，保健指導や患者指導では，指導で勧める行動を対象者が行わないと，健康面で明らかに悪影響が出る場合がありますが，百貨店の店員が勧める洋服を買わなかったからといって，その客に明らかな悪影響が出るわけではありません．

　保健指導や患者指導で対象者に健康によい行動を勧めることと，百貨店で客に商品を勧めることを全く同列に考えることはできませんが，相手の「気持ちの温まりぐあい」に敏感になり，それにうまく合わせて働きかけるという基本姿勢は，共通して重要であると思います．

5. 対象者に合わせる

　保健指導や患者指導の対象者というのは，性別や年齢は言うに及ばず，職業や性格，価値観，ライフスタイルなど，さまざまな点で違います．
　そのような多様な対象者に対して，指導によって行動変容の実現を目指すとすれば，対象者に合わせて働きかけることが必要になります．

　対象者に運動を勧める場合も，運動のメリットやデメリット（妨げ）として感じることは，対象者によって違う可能性があります．
　例えば，ある人は，運動のメリットとして，「やせられる」ことを重要だと考え，またある人は，「体力がつく」ことを重要だと考えるかもしれません．
　同様に，運動することを妨げるものとして，ある人は「時間がない」ことを挙げ，ある人は「楽しくない」ことを挙げるかもしれません．
　運動に関して対象者が重要だと感じているメリットが分かれば，そのメリットを強調し，対象者にとって何が運動の妨げになっているかが分かれば，それを減らす工夫が必要になります．
　対象者の考えや価値観に合った指導であれば，対象者の気持ちも前向きになりやすいのではないでしょうか．

　ところで，**対象者一人一人に合った働きかけ**をするには，対象者にいろいろと尋ねる必要があります．
　例えば，保健指導や患者指導で勧められる行動について，どう思い，どう感じているのかを聞いてみることです．そうすることで，対象者の考えが分かり，その人に合った働きかけが見えてくると思います．
　なお，対象者と，対象者との関係については，パート2で更に詳しく述べます．

6. 自分だったらどうしてほしいか？

　突然ですが，自分が対象者になって，保健指導や患者指導を受けに来たと仮定してみてください．指導の部屋に入って，指導が終わって部屋を出るまで，スタッフからどんな働きかけを受けたいか，一度頭の中でシミュレーションしてみるというのは，どうでしょうか．

　例えばそれは，自分が対象者だと仮定して，次のようなことを考えてみるということです．

> 「どんな挨拶をしてもらいたいか」
> 「どのように指導を始めてもらいたいか」
> 「どんなことについて，どんな聴き方をしてもらいたいか」
> 「どのように説明をしてもらいたいか」
> 「どのように指導を終えてもらいたいか」

　このように，立場を変えて考えてみることには，次のようなメリットがあると考えます．

（1）普段意識していなかった部分に気づく
　対象者の目線で自分の指導を振り返ることで，普段あまり気に留めていなかったことが見えてきて，改善を要する点が見つかる可能性があります．

（2）自分の目指す指導をイメージできる
　対象者の目線で自分の指導を振り返ることで，自分が目指す指導というものが具体的にイメージしやすくなると思います．

もちろん，指導を受けにくくる対象者は，年齢や性別，考え方や価値観などもさまざまなので，一概には言えませんが，一度自分が指導を受けにくる対象者であると仮定して，このようなシミュレーションをしてみるのも役立つのではと思います．

7. 日常生活の中でできることを

　例えば，糖尿病の患者さんが，血糖コントロールのために教育入院をしたとします．入院中は，病院食としてカロリー制限食を食べるだけで，血糖値が改善するという例は少なくありません．

　それは，普段食べ過ぎていたことの表れですが，血糖値が改善したことを喜んで退院しても，また入院前の食生活に戻ってしまえば，血糖値も上がってしまいます．

　ただ，普段の生活では，家族の好みで食事献立を考えなくてはいけなかったり，一人暮らしで，できあいの弁当や外食が中心という人もいるでしょう．そのような場合，普段の食生活を入院生活と同じようにすることは，難しい場合もあると思います．

　そこでまずできることは，日常の食生活の中で，割と簡単に変えることができて，血糖値の改善につながりやすい点を見つけることです．

　食事内容の中で，「血糖値の改善につながりやすい」部分として，どこをどのように変えるとよいのか，そのポイントをいくつか提示して，その中から，本人に「変えられそうだ」と思えるものを選んでもらい，それを試してもらうのです．

　それによって，血糖値の改善が見られれば，本人もよい結果につながったことで更に「やる気」が高まり，次は食事の「この部分を変えてみよう」と，少しずつ段階的に変えていくことにつながると思います．

　大幅に生活習慣を変えれば，大きな結果につながりやすいと思いますが，大きな行動変容というのは，それだけ対象者の負担も大きくなると考えます．

そこで，保健指導や患者指導では，日常生活を大幅に変えることなく，少しずつ変えながらも結果につながりやすい部分を見つけ，対象者に選んでもらいながら行動変容を実現するというのが，指導スタッフの腕の見せ所だと思います．

8. 説得力のある指導とは？

　保健指導や患者指導において，説得力のある指導とは，どういう指導をいうのでしょうか？

　もちろん，今まで多くの方を指導してきたベテランのスタッフであれば，その言葉や表情，しぐさなどから自然と自信が伝わり，指導を受ける対象者もそれを敏感に感じ取ると思います．

　逆に，キャリアの浅いスタッフであれば，経験の少なさが指導にも表れ，それが対象者に伝わってしまうこともあります．

　ただし，指導の経験が豊富でなくても，説得力のある保健指導や患者指導を行える場面があります．

　それは，**対象者に勧める行動を，指導スタッフ自身が行っている場合**です．

　例えば，対象者に運動を勧める場合，指導スタッフが実際に運動をしていて，運動のメリットを実感していたり，忙しい中で運動を続けていく工夫をしていると，指導の説得力が増すのではないでしょうか．

　その意味で，対象者に行動変容を勧める場合は，まず，指導スタッフがモデルになって，「経験者からのアドバイス」という形で指導ができるとよいと思います．

　その場合に注意しなくてはいけないことは，対象者に，"指導スタッフだからできるんだ"と思われないようにすることです．そう思われては逆効果になってしまいます．"自分も最初は少し苦労したが，こういう点を工夫したら続けやすくなった"などと伝えることで，指導スタッフを身近なモデルとして感じてもらえると思います．

9. 時間を有効に使う

　当たり前のことですが，保健指導や患者指導は，限られた時間の中で行わなくてはなりません．
　そのような状況で効果的な指導を行うには，時間をできるだけ効率的に使う必要があります．そのためには，無駄な時間を省かなくてはいけません．それでは，保健指導や患者指導において，省いて時間を節約できる部分とは，どこなのでしょうか？

　それは，対象者が既に知っていることについて，指導で再度伝えることです．
　例えば，糖尿病やメタボリックシンドロームなどについては，テレビや雑誌などで特集が組まれたりして，対象者の中には，かなり知識を持っている方もいると思います．そのような方に，改めて病気について一から説明するよりも，**対象者の知識レベルに合わせた指導**をする方が効率的です．

　対象者の知識レベルに合わせた指導をするには，対象者にいろいろと質問をする必要があります．そうすることで，対象者の知識レベルを把握し，それに更に知識を上乗せするような情報提供を行うことが可能になります．
　対象者にとっても，せっかく指導を受けに来ているのですから，既に知っていることを聞かされても，満足感は低くなると思います．
　対象者の知識レベルをチェックするには，あらかじめ，そのための質問を準備しておくことが勧められます．
　例えば，メタボリックシンドロームの対象者に対しては，メタボリックシンドロームについて，「これだけのことは尋ねる」という質問を用

意しておくことです．対象者の知識レベルをチェックした結果，対象者が病気についてかなりの知識があることが分かれば，病気そのものの説明よりも，行動変容への「やる気」を促す働きかけに時間を重点的に割くことも可能になります．

　また，指導時間が決まっている場合は，基本的な指導の流れとして，「何にどれぐらいの時間を割くのか」という，指導の**基本的なタイムスケジュールを決めておく**ことも役立つと思います．
　重要項目には多くの時間を割く必要があるでしょうし，それほど重要ではない項目には，あまり時間をかけないようにしなくてはいけません．

　このように，指導の基本的なタイムスケジュール（時間配分）を決めておくことで，伝えるべきことを十分に伝えられなくなってしまうことを防ぐこともできます．もちろん，対象者に合わせて指導を行うわけですから，あくまでも，タイムスケジュールの「大枠」というとらえ方で，実際には，臨機応変の対応が求められることになります．

10. あなたはどんな指導を目指しますか？

"保健指導や患者指導で，どんな指導を目指していますか？"と聞かれたら，あなたは何と答えますか？

もちろん，人によって答えはさまざまだと思いますし，正しい答えがあるというわけでもありません．

例えば，次のような答えも考えられます．

> 「対象者が自然とやる気になるような指導」
> 「対象者1人1人に合わせた指導」
> 「受けてよかったと思ってもらえる指導」etc.

どんな指導を目指すのかを，自分の言葉で表しておくことには，次のようなメリットがあると思います．

(1) 指導で目指すものがはっきりする

ただ一生懸命に指導を行うというだけではなく，自分はどんな指導を目指すのかを具体的に言葉で表すことで，目指すものが明確になり，それを意識することで，目指す指導に少しずつ近づいていけるのではないでしょうか．

(2) 指導の評価基準になる

自分の指導を後から振り返って評価する時に，「自分が目指す指導と比べてどうなのか」という評価基準にすることができます．

(3) 指導のレベルアップにつながる

自分の実際の指導が，目指す指導と比べて何が足りないのか，それに

近づくためにどうしたらよいのかなど，いろいろ考えて努力と工夫を続けることで，指導のレベルアップにつながると思います．

以上，保健指導や患者指導でどんな指導を目指すのかを，一度自分の言葉で表してみることをお勧めします．

パート2
対象者とその関係について

　ここでは，指導を行う対象者について，また，その対象者との関係について説明します．

11. 指導は対象者との関係性

　保健指導や患者指導は，短い時間であっても，その中で指導スタッフと対象者がいろいろとやり取りをすることになります．つまり，指導スタッフと対象者の間にできる関係であり，相手が変われば，その関係性も変わるというのは自然なことです．

　日常生活では，初めて会った時と，その後何回かやりとりをした後では，人間関係の深さが違ってくるように，保健指導や患者指導でも，その対象者との面談の回数が増えることによって，その関係の深さも変わってくると考えます．

　例えば，初回の指導で，もしもスタッフから，"生活習慣のここがダメ，あそこがダメ"と否定的なことばかり言われてしまうと，対象者の中には，次回の指導はもう受けたくないと思う人もいるでしょう．

　相手との関係があまりできていない段階で，相手から自分について否定的なことを言われると，その相手と関わりたくなくなるというのは自然な感情だと思います．

　しかし，何回も面談を重ねていくと，状況も変わってきます．指導を重ねる中で，指導スタッフと対象者の間の関係ができてくると，時には冗談を言ったり，少し厳しく言ったりしても，対象者がそれを理解し，受け入れてくれる場合もあります．

　以上，保健指導や患者指導で，どのような受け答えをすればよいかは，**対象者との関係性**から考える必要があるということです．

12. 対象者の視点で考える

　保健指導や患者指導で対象者に行動変容を勧める場合，"なぜこの人はやる気にならないのか？"と，指導スタッフとして，苦労する場合も少なくないと思います．
　しかし，**対象者の視点**で考えると，「やる気」にならないのには，それなりの理由があるわけです．

　例えば，"タバコの健康被害がこれだけ言われているのに，なぜこの人は禁煙しようと思わないのだろう？"と思っても，喫煙者本人にとっては，喫煙する理由や，禁煙しようと思わない理由があると考えます．
　指導スタッフの皆さんは，「健康」をテーマにして毎日仕事をしているわけですが，指導を受けにくる対象者は，「健康」のことばかり考えて生活しているとは限りません．人によっては，「健康」よりも他に優先順位が高いと感じているものがあるかもしれません．人それぞれで，考えや感じ方，価値観も違うからです．

　人は物事を判断する場合に，自分を基準にして考えがちな面があると思いますが，保健指導や患者指導では，「対象者の目には，病気のことや，指導で勧められる行動がどのように映っているのか」と，考えてみることも必要ではないでしょうか．

　対象者の視点に立って考えると，行動変容への「やる気」にならないのもうなずけるという認識も生まれ，そこから，それではどういう働きかけをすれば「やる気」になってもらえるのかという，働きかけの糸口も見えてくると思います．
　行動を変えるかどうかを決めるのは対象者ですから，彼らの考えが分

からないと，行動変容という成果につなげる指導をすることは難しいと思います．

　指導を受けにくる対象者は，自分とは考え方や価値観なども違う可能性があり，「自分と同じとは限らない」と考える姿勢が必要だと思います．

13. 十人十色の対象者

　行動変容を促す保健指導や患者指導では，限られた時間の中で，多くの対象者の指導を行わなくてはいけない場面もあると思います．

　そのような時に注意しなくてはいけないことは，対象者への指導が通り一遍になって，対象者が変わっても，同じような指導になってしまわないようにするということです．

　もちろん，病態の説明などは，対象者が変わっても内容的に同じになることは構わないと思いますが，行動変容を促して「やる気」を高める働きかけは，対象者に合わせた個別の指導が求められます．

　対象者それぞれで，行動変容への「やる気」の強さや，行動を変えることに感じているメリット，デメリットなども違う可能性があり，それぞれの対象者に合わせた働きかけをした方が，対象者の「やる気」を引き出しやすくなると考えます．

　行動を変えることについてどう考え，どう感じているかは人によって違い，指導スタッフがその違いを把握することで，「この人はこういう考えや感じ方をしている人なのだ」ということが分かると，その人に合った働きかけができやすくなります．

　そのような働きかけをするには，病気のことや行動を変えることについて，どう考え，どう感じているかを，対象者に尋ねる必要があります．そのためには，「どういう聞き方をすれば，自然に答えてもらえやすいのか」「どんな順番で聞くと，答えやすいのか」など，聞き方を工夫することも必要です．

　短い指導時間の中で，どれだけ対象者の考えや感じ方を把握できるかが，指導スタッフの腕の見せ所です．

他の人とは違う考えや感じ方を持っている存在として対象者をとらえ，その対象者に合わせて働きかけることで，行動変容への可能性が高くなると考えます．

14. 対象者の考えには理由がある

　保健指導や患者指導で対象者に健康によい行動を勧める場合は，対象者がその行動についてどう考え，どう感じているかを把握し，対象者の考えや感じ方に合わせて働きかけることが必要です．

　例えば，指導で勧める行動への「やる気」がない対象者には，「やる気」にならない理由があると考えます．
　その場合，「やる気」にならない理由を対象者に尋ねた上で，更に「なぜそのように考えるのか」を尋ねると，働きかけのポイントを探ることができます．

　例えば，対象者が運動への「やる気」がない場合，その理由が，運動をそれほど「よい」ことだとは思っていないからだとします．
　そこで，**対象者がそう思うのには理由がある**と考え，なぜ運動をそれほど「よい」と思っていないのか，その理由を更に尋ねてみるのです．
　例えば，対象者が運動をあまり「よい」と思わない理由は，過去に運動を行ったことがあったけれど，特によい結果が得られなかったからかもしれません．

　このように，対象者の考えや感じ方の基礎となっている理由も，人それぞれで違う可能性がありますので，それを尋ねることによって，その人に合った働きかけができるようになると考えます．

15. 信頼関係を早く築くには？

　保健指導や患者指導で，対象者との**信頼関係（ラポール）**が築けないと，対象者の考えを正直に話してもらえなかったり，こちらの話にもなかなか耳を傾けてもらえない場合もあると思います．

　それでは，短時間で対象者とのラポールを築くにはどうしたらいいのでしょうか？
　一つの方法として，対象者と対面する前から，ラポールを築くための働きかけを行っておくことが勧められます．ラポールは，対象者に会ってからしか築けないと考える必要はないと思います．

　例えば，保健指導や患者指導に関して，「自分はどのような指導を目指しているのか」，「対象者にどんなことを期待しているのか」を，簡単な文章にして掲示したり，事前に配布しておくというのはどうでしょうか．
　そうすれば，対象者が皆さんに対面する時点で，既に皆さんの考えが対象者に伝わっていて，ラポールが形成されやすい状態になっていることが期待できると思います．
　以下に，対象者に事前に読んでもらう文面の例を示します．

　〇〇〇〇様

　健康診断の結果，あなたの生活習慣のここがダメ，あそこがダメと言われ，できそうもない生活習慣の改善を一方的に勧められては，誰でも困ってしまうと思います．

> 　私はそのようなことはしません．
> 　皆さんの生活の実状や，皆さんの考えを知らなければ，お一人お一人に合ったアドバイスはできませんし，生活習慣の改善に向けて，皆さんの「やる気」にもつながらないと思います．
> 　私との面談では，皆さんにぜひ「本音」を語って頂きたいのです．
> 　"こんなことを言ったらヘンに思われるかも"という心配はご無用です．
> 　生活習慣を変えるかどうかは皆さん次第ですので，皆さんの生活の実状やお考えに合わせ，少しでも健康で充実した生活が送れるように，一緒に考えてサポートをさせて頂きます．
>
> 　　　　　　　　　　　　　　　　　　　　　　保健師　△△△△

　もちろん，このように宣言するためには，前提として，指導スタッフ自身のスキルアップが必要ですが，このような文章によって，スタッフの皆さんが目指している指導と，対象者に期待していることを伝えることで，対象者との関係を作り始めることができると思います．

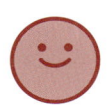

パート3
コミュニケーションについて

　ここでは，指導をコミュニケーションの面から見た場合の考え方について説明します．

16. コミュニケーション・スキルも重要

　保健指導や患者指導で対象者の行動変容を促すには，対象者の考えや感じ方を把握し，対象者に合った働きかけをする必要があります．
　そのためには，指導で勧める行動について，対象者がどう考え，どう感じているかを，本音に近い形で話してもらわなくてはなりません．
　例えば，指導の場面だけの対象者の優等生的な発言に合わせて指導をしても，それが対象者の本当の気持ちと違う場合は，行動変容にはつながりにくいと考えられます．

　また，指導の場面では，指導スタッフが伝えたい内容が，対象者にきちんと伝わる必要があります．指導を受けた後に，対象者が指導の内容をあまり覚えていないようでは，効果が望めないからです．
　どのような情報をどう伝えるかについても，対象者に合わせて工夫をする必要があります．

　当たり前ですが，保健指導や患者指導では，コミュニケーションの技術が重要だということです．

　例えば，指導スタッフによって，対象者の「やる気」を引き出すのがうまい人もいれば，そうでない人もいると思います．その違いは，**コミュニケーション・スキル**の差による部分も大きいのではないでしょうか．
　外科手術であれば，手術を担当する外科医の腕によって結果が違ってきますが，保健指導や患者指導でも，指導をするスタッフによって，対象者が「やる気」になるかどうかに違いが生じると考えられます．

　もちろん，コミュニケーションは言葉だけで行うものではありません

ので，表情やしぐさ，声のトーンなどから，対象者の気持ちをどれだけ把握できるか，また，アイコンタクトや話す姿勢，身振りや手振りなどでこちらの考えや気持ちをどれだけ伝えることができるか，ということも重要です．

　以上，コミュニケーション・スキルをアップすることも，対象者の行動変容を実現する指導には重要であると考えます．

17. コミュニケーションの3つの技術

　保健指導や患者指導で対象者の行動変容を促すには，コミュニケーションの技術も重要ですが，それでは，コミュニケーションの技術とは何でしょうか？

　ロルニックら[1]は，保健・医療スタッフの対人コミュニケーションの核となる技術として，「尋ねること」「聴くこと」「伝えること」の3つを挙げています．
　これらは，次のように，**「質問」「傾聴」「情報提供」**と言い換えることもできると思います．

> ● 質　　問：対象者に尋ねること
> ● 傾　　聴：対象者の発言に耳を傾けること
> ● 情報提供：対象者に情報を伝えること

　確かに，保健指導や患者指導では，対象者に「質問」をし，対象者の発言を「聴き」，対象者に「情報提供」をしているわけで，皆さんも，この3つの技術を組み合わせて指導を行っていると思います．
　保健指導や患者指導では，これらの技術をうまく組み合わせて使いこなす必要があります．

　また，この3つの技術のポイントは，次のようにまとめることができます．

【質問】何について，どのように尋ねるか？
　「開いた質問」と「閉じた質問」をどう使い分けるかなど．

【傾聴】対象者の発言に，どのように耳を傾けるか？

聴く時のアイコンタクト，うなずき，対象者の発言に対する要約の使用など．

【情報提供】何について，どのように伝えるか？

何について，どんな言葉で，どんな口調で，どんな資料を使って伝えるか．

以上，より効果的な保健指導や患者指導を目指すため，この3つのコミュニケーション技術について，意識してレベルアップを図ることが重要です．

■文献
1) Rollnick S, Miller WR, Butler CC：Motivational interviewing in health care：helping patients change behavior. The Guilford Press, pp.19-20, 2008.

18.「何をどう伝えるか」が大事

　保健指導や患者指導で対象者に情報提供をする場合のポイントは，次の2つです．

> （1）何を伝えるか
> （2）どう伝えるか

それぞれについて，以下に説明します．

　「何を伝えるか」については，例えば，検査データや疾病のメカニズム，望ましい生活習慣や対象者の発言に対するコメントなど，さまざまなものが考えられます．
　一方，「どう伝えるか」については，例えば，どんな話の構成で，どんな言葉や口調で，どんな資料を使って話すのかなどが挙げられます．

　「どう伝えるか」の基本として，当たり前かもしれませんが，まず，こちらが伝えたいことがきちんと対象者に伝わることが必要です．
　例えば，指導スタッフが重要ポイントとして伝えたつもりのことが，対象者の記憶に残っていなかったり，対象者のとらえ方によって，指導スタッフが意図した形でメッセージが伝わっていない可能性もあります．
　このようなことを防ぐには，指導の中で重要ポイントを繰り返したり，資料を渡したりするなどの工夫も必要です．

　また，対象者が指導の内容をあまり理解できない場合も考えられます．病気の説明などは，指導スタッフには当たり前のことでも，対象者から

すると，理解しづらい部分もあると思います．
　その対策としては，対象者が指導内容を理解しているかどうか，指導の中で対象者に簡単な質問をして，対象者の理解度をチェックしながら指導を進めることです．

　以上，保健指導や患者指導における情報提供では，**「何をどう伝えるか」**ということを念頭に置き，対象者に合わせて工夫をする必要があるということです．

19. コミュニケーションは言葉だけじゃない

　保健指導や患者指導で対象者の「やる気」を引き出すには，コミュニケーションの技術も重要ですが，人と人とのコミュニケーションは，言葉のやり取りだけではありません．言葉以外の表情やしぐさ，声のトーンや話し方などを通じて，いろいろなことが伝わります．

　メラビアン[1]は，感情のメッセージとして相手に伝わる情報のうち，言葉によって伝わる部分が7％，声によって伝わる部分が38％，顔の表情によって伝わる部分が55％であるとしています．

　これらを踏まえて，指導におけるコミュニケーションのポイントは，次のようにまとめられます．

（1）対象者の真意を理解するように努める

　対象者の言葉だけでなく，その話し方や表情，しぐさなどから対象者が発しているメッセージを感知するということです．

　対象者の中には，指導の場面でだけ「優等生的」な発言をする人もいるかもしれません．特に，対象者が言葉で言っていることと，その声や表情，しぐさなどから伝わってくることが異なる場合には，注意が必要です．

　どちらがその人の本当の気持ちを表しているかというと，先のメラビアンの記述に従えば，一般的に，言葉よりも，声や表情などから伝わってくることの方が，対象者の気持ちを伝えている可能性が高いと考えます．

（2）対象者に対して，言葉以外で伝わるものに注意する

　指導の場面では，対象者に対する皆さんの言葉と，言葉以外で伝わる

メッセージが一致していない場合は,気をつけなくてはいけません.
　例えば,対象者に"他に聞きたいことがあれば,何でもお尋ね下さい"と言っても,その話し方や声のトーン,表情やしぐさなどがオープンな感じでなければ,対象者は,"本当は質問を歓迎していないんだな"と思い,質問を控えるという結果にもなりかねません.
　簡単に言うと,「気持ちがこもっていない言葉」ということでしょうか.
　ありふれたことかもしれませんが,基本的には,「気持ちをこめて」話すことで,言葉と言葉以外で伝わるメッセージの不一致は,だいぶ解消されると思います.

　以上,保健指導や患者指導では,言葉以外で伝わるメッセージに注意して,対象者と関わる必要があるということです.

■文献
1) Mehrabian A：Silent messages：implicit communication of emotions and attitudes. (2nd ed), Wadsworth, 1981.

20. 対象者がスタッフから受けるイメージ

　前項 19 で，言葉以外で伝わるメッセージについて触れましたが，指導場面では，対象者が，指導スタッフからどんなイメージを感じ取っているのかということも重要です．

　それは，「その人全体から伝わってくる感じ」としか言いようがないのですが，対象者が**指導スタッフに抱くイメージ**としては，"やさしそうな人だな" とか，"何となく事務的な感じの人だな" など，さまざまだと思います．

　対象者は，指導スタッフである自分からどのようなイメージを感じ取っているのか，そしてそれは，効果的な指導を行う上でプラスに働いているのかということにも，注意する必要があります．

　保健指導や患者指導では，仕事として対象者に関わっているという面から，対象者が行動変容への「やる気」になりやすいように，指導スタッフに対してよいイメージを抱いてもらう努力も必要だと思います．

　指導を行う場合は，自分に対して対象者にどのようなイメージを持ってもらいたいのかを意識することで，そのような形に少しずつ近づいていくのではないでしょうか．

パート 4
実践場面

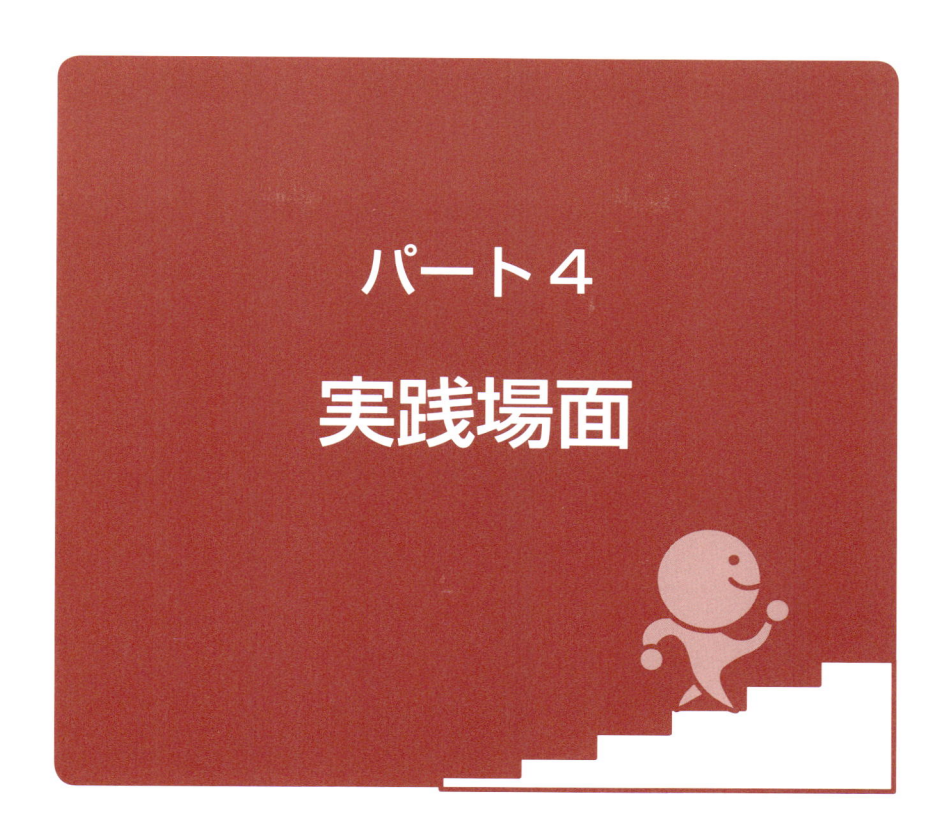

　ここでは，指導で対象者に「禁煙」と「運動」,「間食を控えること」を勧める場合を例にして，指導の実践的な考え方や工夫について説明します．

　会話に付された数字は，その内容に対応するコラム番号を示しています．

禁　煙　1　喫煙者のAさんに禁煙を勧める場合

スタッフ：Aさんは，タバコを吸われるとのことですが，タバコを吸っている人は，吸わない人に比べて，肺ガンで死亡する危険が数倍高いと言われているのはご存知ですか？㉑

Aさん：ええ，タバコが身体によくないのは分かっていますけど，あんまりピンとこないんですよね．

スタッフ：肺ガンだけでなく，のどのガンである喉頭ガンで死亡する危険は，30倍以上とも言われています．やっぱり，禁煙した方がいいと思いますよ．㉒

Aさん：そうは言っても，タバコを吸っている人全員がガンになるわけではないでしょう？㉓　それに，タバコをやめると太ると聞きますし，やめたらストレスになって逆効果だと思うんですよ．㉔　私の場合，タバコがストレス解消になっている面が強いので．㉕

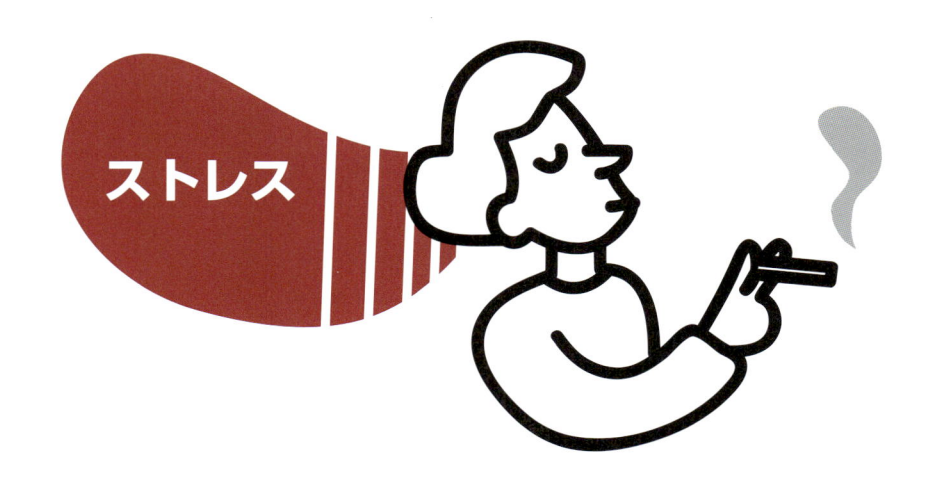

21.「危機感をあおる」のは本当に効果的か？

　保健指導や患者指導で，対象者の行動変容への「やる気」を高める一つの方法として，「このままではまずい」という**危機感**を感じてもらうことが挙げられます．

　例えば，タバコを吸っていたり，血圧や血糖値が高い場合に，「このままでも大したことはない」と思っている間は，わざわざ，自分の慣れ親しんだ生活習慣を変える気にはならないのではということです．
　例文の中で，スタッフはAさんにタバコの健康への悪影響について説明していますが，実際の指導場面では，対象者に「このままではまずい」という「危機感」を感じてもらうような働きかけをしても，行動変容への「やる気」につながらない場合も少なくないと思います．
　指導で対象者の「やる気」を促すために，**危機感をあおる**ことは本当に効果があるのでしょうか？

　以下に，「危機感」を感じてもらう働きかけと「やる気」の関係について，説明します．

（1）初期の段階では効果的
　高血圧や糖尿病などを初めて診断され，それらの病気についてあまりよく知らない時期の対象者には，病気を放置しているとどういう問題が生じるかを説明することで，「このままではまずい」という「危機感」を感じてもらい，行動変容への「やる気」につながりやすくなると考えます．

（2）何度も聞くと効果が薄れる

　例えば，喫煙者にタバコの害について繰り返し説明をしても，対象者にすれば，"また同じ話か"と思って，「慣れっこ」になってしまい，「危機感」にはつながりにくいと考えます．

　タバコのパッケージにも，タバコの健康への悪影響について書かれていますが，それも「慣れっこ」になると，喫煙者へのインパクトは薄れてしまうということです．

（3）人によって「危機感」の感じやすさが違う

　対象者に「このままではまずい」という「危機感」を感じてもらうための働きかけをした場合，例えば，非常に心配症の人では，「危機感」を通り過ぎて「恐怖感」を感じてしまい，生活習慣を変えるどころではなくなってしまう人もいるかもしれません．

　また，いくら説明をしてもあまり「危機感」を感じない人に，更に「危機感」をあおるような話をしても，耳を貸してくれなくなる場合もあるでしょう．

　このように，「危機感」に対する感受性は人によって違うと考えられます．

　以上，行動変容への「やる気」を高めるために，「このままではまずい」という「危機感」を活用する場合は，上記の3点に留意して働きかける必要があります．

22.「トライ」と「成功」の違い

　人がある事柄に成功するには，そのことにトライする必要がありますが，トライしたからといって，必ずしも成功するとは限りません．
　当たり前のことですが，**「トライすること」と「成功すること」は別**だということです．

　このことについて，保健指導や患者指導で対象者に禁煙を勧める場合を例にして，説明します．
　禁煙という言葉をどう定義するかにもよりますが，禁煙に成功するには，禁煙にトライする必要があります．しかし，禁煙にトライしたからといって，必ずしも禁煙に成功するとは限りません．
　つまり，禁煙に「トライすること」と「成功すること」は別だということです．

　例文の中で，スタッフはＡさんに，"禁煙した方がいいと思いますよ"と言っていますが，この勧め方は，「やめたくてもなかなかやめられない」とか，「禁煙は難しい」と思っている喫煙者にとっては，すんなり受け入れにくい面もあるのではないでしょうか．
　なぜなら，"禁煙した方がいいですよ"という言い方は，「禁煙にトライして成功する」というところまで，ニュアンスとして含んでいるとも考えられるからです．

　そこで，対象者に禁煙を勧める場合は，禁煙に「トライすること」と「成功すること」は別であると考え，次のような言い方をしてみてはいかがでしょうか．

> "禁煙にチャレンジしてみてはどうですか"
> "禁煙にトライしてみてはどうですか"

　このような言い方であれば，禁煙の成功へのプレッシャーを感じることも少なく，対象者にとっても，禁煙に前向きな気持ちになりやすくなるのではと思います．

　ちょっとした言葉の違いですが，保健指導や患者指導で禁煙を勧める場合に，対象者に与える印象が違ってくると思います．

23.「不協和音」はしっくりこない

　例文の中で，スタッフはAさんにタバコの健康被害について説明していますが，誰もそんな話を聞いて気持ちがいいはずはなく，「不快」になったり，「不安」を感じたりする場合もあるでしょう．

　それでは，なぜ「不快」になったり，「不安」を感じたりするのでしょうか？
　それは，「タバコを吸っている」という自分の行動と，「タバコが肺ガンの原因になる」という事実が，調和していない**「不協和な状態」**にあるからです．
　このように，「不協和な状態」というのは，人にとって「不快」であるため，人はこの「不快」な状態を解消しようとして，次のようなことを行うと考えられます[1]．

（1）行動を変える
　つまり，禁煙をするということです．
　タバコをやめれば，「タバコが肺ガンの原因になる」という事実があっても，自分はタバコを吸っていないので，自分にとって「不協和な状態」にならなくて済みます．

（2）考え方を変える
①「タバコが肺ガンの原因になる」という事実への考え方を変える
　「タバコが肺ガンの原因になる」というのは事実ですが，タバコを吸っている人全員が肺ガンになるわけではありませんので，"自分だけは大丈夫"と考え，「不協和な状態」を解消するということです．

② タバコを吸うことのメリットを考える

　タバコを吸うと,「落ち着く」「ストレス解消になる」など,タバコを吸うことのメリットが大きいと思うことで,「不協和な状態」に陥らないようにするということです.

　この「不協和な状態」を,専門用語では「**認知的不協和**」と呼びます.「認知的不協和」は,一人の人が,お互いに矛盾する考えを持っていたり,その人の行動と考えが矛盾している場合に生じると言われています[2].
　保健指導や患者指導で,「このままではまずい」という「危機感」を持ってもらう働きかけは,この「認知的不協和」を活用しているといえます.

　ただし,対象者が「認知的不協和」な状態になっても,それを解消する方法は,先に示したように,行動と考えの面から2通りあるため,喫煙者にタバコの健康被害について話をしても,禁煙への「やる気」につながるとは限らないということです.

■文献
 1) O'keefe DJ : Persuasion : Theory and research. Sage, 1990.
 2) Festinger L : A theory of cognitive dissonance. Stanford University Press. 1957.

24. 行動変容を妨げるもの

　保健指導や患者指導の対象者が，行動を変える「やる気」になっていない場合は，**行動変容を妨げている要因**があると考えます．

　例えば，例文の中のAさんの発言から，Aさんにとって禁煙することを妨げている要因は，「禁煙すると太る」「禁煙するとストレスになる」という認識です．
　Aさんに禁煙への「やる気」になってもらうには，「妨げ」となっているこれらの認識を減らす必要があります．
　具体的には，「禁煙すると太る」という認識に対しては，食事に気をつけたり，運動をすることによって，ある程度対応できることを伝えたり，「禁煙するとストレスになる」という認識には，パッチやガムなどのニコチン代替療法によって，禁煙のつらさを緩和できることを示したりすることです．

　一般に，行動変容というものは，対象者が行動を変えることのメリットとデメリット（「妨げ」）をはかりにかけ，メリットの方が大きいと思えた時に，初めて「やる気」になると考えられます．

　その意味で，指導で対象者に行動変容を促す場合は，行動を変えることのメリットばかりを強調するのではなく，対象者にとって何が行動変容の「妨げ」になっているかを把握し，それをできるだけ減らす働きかけも必要になります．

25.「競争相手」に勝たなくては

　保健指導や患者指導で対象者に健康によい行動を勧める場合は，その行動には，**常に競争相手がいる**ことを念頭に置く必要があります．

　例えば，対象者に禁煙を勧める場合は，喫煙という行動が競争相手になりますし，運動を勧める場合は，忙しい日常の中で，「他にしたいこと」や「他にしなければならないこと」が競争相手になると考えられます．
　健康によい行動を対象者に採用してもらうには，これらの競争相手に勝たなくてはいけません．つまり，指導で勧める行動の方が，競争相手の行動よりもよいものとして，対象者に感じてもらう必要があるということです．

　それでは，競争相手に勝つにはどうしたらいいのでしょうか？
　対象者が競争相手の行動を行っているということは，その行動のメリットの方がデメリットよりも大きいと感じていると考えられます．
　競争相手に勝つための一つの方法は，対象者が競争相手の行動に対して感じているメリットとデメリットのバランスを，デメリット側に傾けるということです．

　例えば，例文の中でAさんは，喫煙のメリットとして「タバコがストレス解消になっている」ことを挙げています．
　Aさんにとっては，このメリットの方が，健康への悪影響という喫煙のデメリットよりも大きいと感じているため，タバコを吸い続けていると考えることができます．
　そこで，喫煙という行動への「やる気」を減らすために，Aさんにとっての喫煙のメリットとデメリットのバランスを，デメリット側に傾ける

働きかけをします.
　具体的な方法は次のとおりです.

(1) 喫煙のメリットの認識を減らす

　「タバコがストレス解消になっている」という，Aさんにとっての喫煙のメリットについては，ニコチン依存の状態によって，ニコチンの血中濃度が下がると，吸いたい気持ちが強くなり，タバコを吸うことで，切れかかったニコチンが補充されて「落ち着く」ように感じているという，メカニズムを説明することが勧められます.

(2) 喫煙のデメリットの認識を増やす

　タバコの健康への悪影響として，ガンの他に，脳卒中や心筋梗塞，肺気腫などへの影響について話したり，タバコの金銭的な負担や，周りの人への受動喫煙の影響について説明することが勧められます.

禁　煙　2　喫煙者のBさんに禁煙を勧める場合

スタッフ：Bさんは，タバコを吸われるとのことですが，タバコが身体によくないことはご存じだと思いますが，禁煙についてはどうお考えですか？ ㉖

Bさん：そうですね．私も禁煙しなくてはと思うんですが……． ㉗

スタッフ：Bさんは，今までに禁煙したことはありますか？ ㉘

Bさん：ええ，何回かチャレンジしたことはあるんですが……．

スタッフ：そうですか．例えば，禁煙することについて，全くよいと思わないを「0点」，非常によいと思うを「10点」とした場合，Bさんのお気持ちは何点ぐらいでしょうか？ ㉙ ㉚

Bさん：そうですねえ．6点ぐらいでしょうか．

スタッフ：それでは，仮に禁煙することに決めたとして，成功する自信はありますか？　全く自信がないを「0点」，非常に自信があるを「10点」とすると，Bさんのお気持ちは何点ぐらいでしょうか？

Bさん：だいたい2点ぐらいでしょうか．

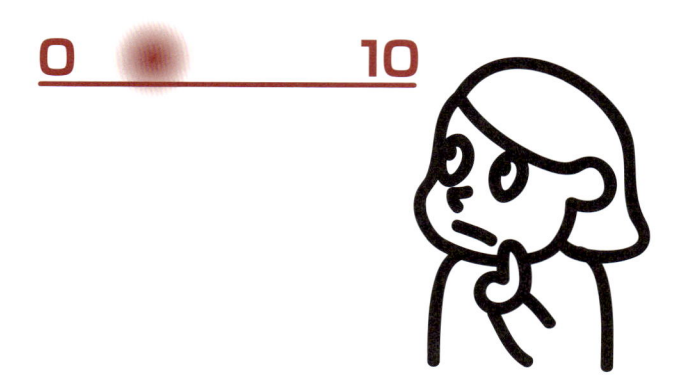

26.「開いた質問」と「閉じた質問」

　例文の中で，スタッフはBさんに対し，"禁煙についてはどうお考えですか？"と尋ねていますが，保健指導や患者指導で行う対象者への質問は，以下のように，「**開いた質問**」と「**閉じた質問**」に分けられます．

【開いた質問】
　"禁煙することについて，どう思われますか？"
　"運動をすることについて，どう思われますか？"
　"ご自分が糖尿病であることについて，どう思われますか？"

【閉じた質問】
　"禁煙は続けられていますか？"
　"運動は週に何回ぐらい行っていますか？"
　"間食をきちんと控えていますか？"

　これらの質問を比べると，「開いた質問」とは，対象者の考えや感じ方を尋ねるもので，対象者がどんな答えをするかは想像がつかず，その意味で「開いた質問」だと言えます．
　一方，「閉じた質問」というのは，「はい」「いいえ」で答えたり，事実を答えてもらうもので，その意味で「閉じた質問」だと言えます．

　行動変容を促す保健指導や患者指導では，対象者の考えや感じ方に合った働きかけをすることが必要で，その場合に役立つのが「開いた質問」です．

　例えば，血液データが異常を示していても，それをどう感じるかは対

象者によって違います．そこで，「開いた質問」をすることで，その対象者の考えや感じ方を把握でき，対象者に合った働きかけにつながりやすくなるということです．

　また，対象者にとっても，「開いた質問」に答えることで，自分の思いや考えを指導スタッフに話すことができ，満足感も高まると思います．

　限られた指導時間の中で，多くの「開いた質問」をするのは難しいかもしれませんが，行動変容を促す上で重要だと考えられるため，その活用をお勧めします．

27.「やらなくては」から「やりたい」へ

　例文の中でBさんは,"私も禁煙しなくてはと思うんですが……"と言っていますが,保健指導や患者指導で,対象者の次のような言葉を聞くことはないでしょうか.

> "禁煙しなくてはと思うんですが……"
> "運動しなくてはと思うんですが……"
> "間食を控えなくてはと思うんですが……"

　この「〜しなくては」という言葉は,「やらなくては（いけない）」ということで,そこからは,「やりたくないけど仕方なくやる」という感じが伝わってきます.
　どんなことでもそうですが,「やりたくないけど仕方なくやる」ことは,本当の「やる気」にはつながりにくいのではないでしょうか.
　"〜しなくてはと思うんだけど……"という言葉からは,その行動を行うことと本人の気持ちの間に,まだ距離があるという感じを受けます.

　この距離を縮めて,本当に「やる気」になってもらうには,「やらなくては」ではなく,「やりたい」という気持ちに変わる必要があります.
　対象者が「やりたい」という気持ちになった場合は,強く働きかけなくても,行動変容につながる可能性が高いと考えます.

　それでは,対象者に健康によい行動を「やりたい」と思ってもらうには,どうしたらいいのでしょうか？
　それは,その行動を行うこと自体に楽しさや面白さを感じてもらったり,行動のメリットがすぐに感じられるような工夫をすることです.

以上，対象者の気持ちが，"**「やらなくては」から「やりたい」**"へ変わることができれば，更に望ましいということです．

28. 今までのことも聞いてみる

　例文の中で，スタッフはBさんに対し，"今までに禁煙したことはありますか？"と尋ねていますが，保健指導や患者指導で対象者に健康によい行動を勧める場合は，**過去にその行動を行ったことがあるかどうかを聞くことも重要**です．

　というのも，過去にその行動を行ったことがない場合とある場合では，働きかけを変える必要があるからです．

　例えば，指導で対象者に禁煙を勧める場合，過去に禁煙にチャレンジした経験がない人に対しては，禁煙をすれば何日目ぐらいに「吸いたい」気持ちのピークがくるのかとか，「吸いたい」気持ちを鎮めるコツなどについても，細かく伝える必要があるでしょう．

　一方，過去に何回か禁煙にチャレンジしたことがある対象者には，まず，過去の禁煙チャレンジの経験について尋ねることが勧められます．

　その場合の質問項目としては，例えば，次のようなものが考えられます．

> "今までに何回ぐらい禁煙にチャレンジしたことがありますか？"
> "最後に禁煙にチャレンジしたのはいつごろですか？"
> "禁煙の最長記録はどれぐらいですか？"
> "なぜその時に，最長記録を達成することができたと思いますか？"
> "禁煙の最長記録が途切れたきっかけは何でしたか？"
> "今考えてみて，こうすればもう少し禁煙の記録が伸びたと思うことはありますか？"

　例えば，過去の禁煙のチャレンジ回数を聞くことで，失敗経験がどれ

ぐらい積み重なっているかを把握し，失敗経験が多い場合は，対象者の禁煙への「自信」がどれぐらい影響を受けているかを知る必要も出てきます．

　また，禁煙の最長記録を尋ねることで，過去のいくつかの失敗経験を，失敗経験という一括りにするのではなく，その中で一番成功した例を思い出すことで，行動変容について前向きになってもらうようにします．更に，最長記録が途切れた時の状況を思い出してもらうことで，今回のチャレンジに生かしてもらうことも可能になるということです．

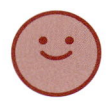

29. 対象者の考えを点数化する

　例文の中で，スタッフはBさんに対し，禁煙することをどれぐらい「よい」ことだと思っているかについて，点数で答えてもらっています．

　拙著『やる気を引き出す8つのポイント 行動変容をうながす保健指導・患者指導』（医歯薬出版，2007）では，人が「やる気」になるために必要ないくつかの条件を示しました[1]．

　『そうすることが「よい」ことだと思う』というのは，その中の「やる気」の条件の1つですが，保健指導や患者指導で勧める行動について，あまり「やる気」のない対象者には，人が「やる気」になるための条件のうち，どの条件をまだ十分に満たしていないかを把握し，その条件を満たすように働きかけることが勧められます．

　人が「やる気」になるための条件のうち，対象者がどの条件をどれぐらい満たしているかを判断する方法として，例えば，指導スタッフが対象者との関わりの中で主観的に判断したり，例文の中のスタッフとBさんのやりとりのように，対象者に答えてもらうことも可能です．

　対象者に答えてもらう方法としては，拙著『医療・保健スタッフのための健康行動理論 実践編』（医歯薬出版，2002）に，「健康行動の変容に関するチェックシート」も掲載してあります[2]．

　このチェックシートでは，例えば「禁煙」に関して，"あなたは禁煙することはよいことだと思いますか？"という質問に対し，「全くそう思わない」を0，「非常にそう思う」を10として，0から10の数字が振ってある尺度の数字部分に○をつけてもらうようになっています．

　対象者にあらかじめこのチェックシートに記入してもらう時間がとれない場合は，0から10の数字を振った尺度を書いたA4サイズぐらい

のボードを作り，それを使って，指導の中で対象者の考えを点数化してもらうこともできます．

　以上のような方法で，「やる気」になるために必要な条件を対象者がどれぐらい満たしているかについて，指導場面で調べることができるようになります．

■文献
1) 松本千明：やる気を引き出す8つのポイント 行動変容をうながす保健指導・患者指導．医歯薬出版，2007．
2) 松本千明：医療・保健スタッフのための 健康行動理論 実践編 生活習慣病の予防と治療のために．医歯薬出版，pp.80-81，2002．

30. 対象者の点数に合わせて働きかける

　例文の中で，スタッフはBさんに，「禁煙すること」についての考えを点数化してもらっていますが，ここでは，その点数の結果を基に，どのように対象者の「やる気」を引き出せばよいかについて説明します．

　「禁煙」することをどれぐらい「よい」ことだと思うかについて，「全くそう思わない」を0，「非常にそう思う」を10とした場合，Bさんの答えは6点でした．
　10点満点の6点ですから，Bさんは，禁煙することをそれほど強く「よい」ことだとは思っていないことになります．

　この場合，対象者の「やる気」を引き出す手順として，ロルニックら[1]は，次のことを勧めています．

> （1）その点数を答えた理由を尋ねる
> （2）点数を上げるための方法を一緒に考える

　以下に，それぞれについて説明します．

（1）その点数を答えた理由を尋ねる

　この場合，Bさんに対し，"なぜ10点ではなくて6点と答えたのですか？"と尋ねると，Bさんは，禁煙をそれほど強く「よい」ことだと思っていない理由をいろいろ挙げると思います．それは結果として，禁煙しないことをBさんが肯定してしまうことにつながりかねません．
　そこで，ロルニックらは，次のような尋ね方を勧めています．

> "なぜ2～3点ではなくて，6点と答えたのですか？"

　こう尋ねられると，禁煙をそれほど強く「よい」ことだと思っていないBさんも，禁煙が自分にとって「よい」ことだと思える理由を考えて，答えることになります．

　そして，自分で禁煙の「よい」と思える点を声に出して言うことが，禁煙のメリットに対するBさんの認識を強めることにつながると考えます（なおロルニックらは，著書の中で，0から10ではなく，1から10の点数で尋ねています）．

(2) 点数を上げるための方法を一緒に考える

　例えば，Bさんに対して，"どんなことがあなたの6点という点数を上げることができると思いますか？"とか，"点数を上げるために，私に何かお手伝いできることはありませんか？"と尋ねて，少しでも点数を上げて，「やる気」につなげるということです．

■文献
1) Rollnick S, Miller WR, Butler CC：Motivational interviewing in health care：helping patients change behavior. The Guilford Press, pp.59-60, 2008.

運 動 1　メタボリックシンドロームのCさんに運動を勧める場合

スタッフ：Cさんは，メタボリックシンドロームの基準を満たしているのですが，メタボリックシンドロームをよくするには，運動が重要であることはご存知ですか？

Cさん：ええ，知っています．自分も，運動をしようと一度は「やる気」になるんですが，いつのまにか「やらずじまい」で終わってしまうんですよ． ㉛　それに，運動を始めても続けていける自信もあまりないんですがね． ㉜ ㉝

スタッフ：そうですか．ところで，運動にはいろいろなメリットがあるので，それを箇条書きにしてみたのですが，この中で，Cさんにとって一番重要だと思う運動のメリットはどれですか？

Cさん：やっぱり，体脂肪が減ってやせられるということですね． ㉞ ㉟

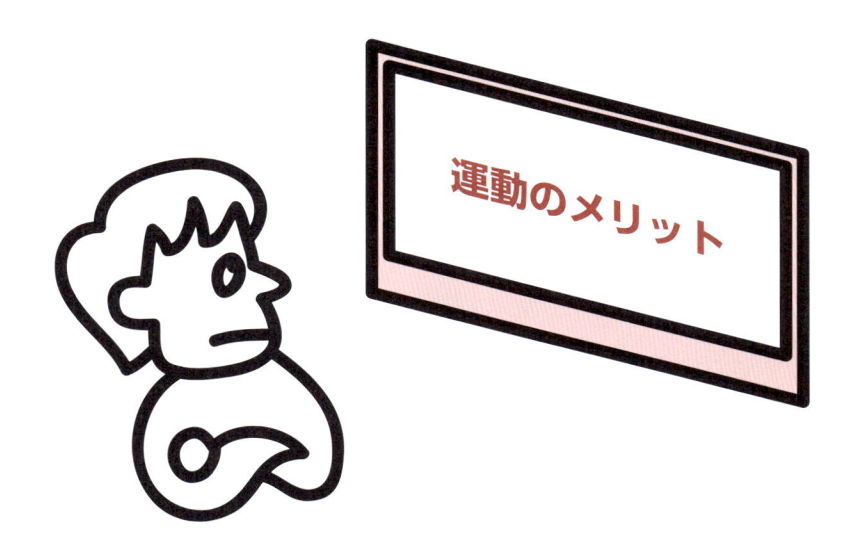

運動のメリット

31.「やらずじまい」で終わる理由

　例文の中でCさんが，"いつのまにか「やらずじまい」で終わってしまうんですよ"と言っているように，人が健康によい行動を行おうと「やる気」になっても，必ずしも実際にその「行動」を行うとは限りません．

　「やる気」があったのに「行動」に移らないという，この**「やる気」と「行動」のギャップ**はなぜ起きるのでしょうか？

　その理由として，以下のことが考えられます．

（1）「やる気」がそれほど強くなかった

　例えば，ある人が「これから定期的に運動をしよう」と思っても，その「やる気」の強さは，人によってさまざまだと考えられます．

　仮に，「やる気」の強さを0～10点の点数で表した場合，「3点」の人もいれば，「10点」の人もいるわけです．そして，「3点」の人よりは「10点」の人の方が，実際に行動に移る可能性が高いと考えます．

　つまり，「やる気がある」と言っても，どれぐらいあるのかが重要だということです．

（2）行動をするのに必要な技術が足りなかった

　その行動への「やる気」はあっても，実際にその行動に必要な技術がない場合は，行動に移りづらいと考えます．

（3）他に優先事項があって，忘れたり，後回しになってしまった

　人の日常生活には，「やりたいこと」や「やらなければならないこと」がたくさんあります．

　その中で，健康によい行動を行う場合には，他のことよりも優先順位が高く感じられないと，いつのまにか忘れたり，後回しになってしまう

ことになります．

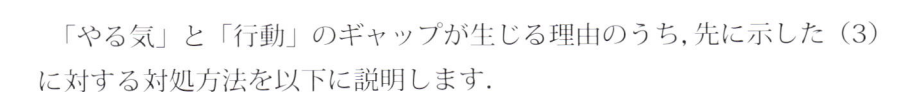

「やる気」と「行動」のギャップが生じる理由のうち，先に示した（3）に対する対処方法を以下に説明します．

例えば，せっかく運動をしようと「やる気」になったのに，いつのまにか忘れたり，後回しになったりするのを防ぐには，**「いつ」「どこで」「どのように」**運動をするかについて，次のような具体的な計画を立てることです[1]．

> 「朝の7時30分に」「家の周りを」「20分ジョギングする」

このような計画を立てることで，「朝の7時30分に」なったら，自動的に「家の周りを」「20分ジョギングする」という形にしておくと，忘れたり，後回しになりにくくなると考えます．

■文献
1) Sheeran P, Milne S, Webb TL, and Gollwitzer PM : Implementation intensions and health behavior. In M Conner and P Norman (eds), Predicting health behavior. (2nd ed), pp.276-323, 2005.

32. なぜ「自信」がないの？

　例文の中でCさんは，"運動を始めても続けていける**自信**もあまりない"と言っていますが，保健指導や患者指導で，対象者に健康によい行動を勧めて「やる気」を引き出すには，その行動を「うまくできそうだ」という「自信」を感じてもらうことが必要です．

　「うまくできそうだ」という「自信」がなければ，"自分にはとても無理だ"と思ってしまい，「やる気」にはつながりにくいと考えます．

　それでは，指導で勧められた行動に対して，対象者が「うまくできそうだ」という「自信」が持てない場合，どんな理由が考えられるでしょうか？

　その理由として，次の2つが挙げられます．

> （1）今まで一度もその行動をしたことがない
> （2）今までに何度もチャレンジしたが，失敗した

　どちらの場合も，対象者に「うまくできそうだ」という「自信」を持ってもらうには，「**自己の成功経験**」を利用することができます．

　つまり，その行動について，少し頑張れば達成できそうな目標を対象者に立ててもらい，それを達成することで「自信」を高め，その後で少しずつ目標を上げていくというやり方です．

　ところで，「成功経験」は「自信」につながりますが，「失敗経験」は「自信喪失」につながりかねません．その意味で，初めからあまり高い目標を立てすぎてしまうと，「頑張ったけれど，できなかった」という「失敗経験」を積む可能性が高いので，初めは，少し頑張れば達成できそう

な目標を立てることが重要です．

　なお，「今までに何度もチャレンジしたが，失敗した」ので「自信」がない場合は，すぐに目標を立ててもらうのではなく，まず，なぜ過去に失敗したのかを考えてもらう必要があります．そして，今回は過去の失敗を繰り返さないために，作戦を立ててもらうのです．

　例えば，前回の失敗では，目標を高く掲げすぎたり，「逆戻り」の対策が不十分であったのかもしれません．「失敗は成功のもと」ということで，過去の失敗から学び，今回のチャレンジでその人に合ったやり方を一緒に考えることが重要です．

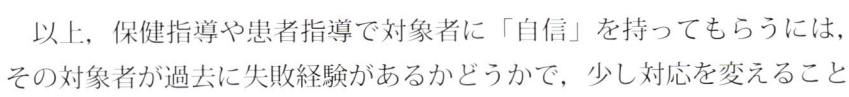

　以上，保健指導や患者指導で対象者に「自信」を持ってもらうには，その対象者が過去に失敗経験があるかどうかで，少し対応を変えることが勧められます．

33.「成功経験」が「自信」につながるとは限らない

　人が生活習慣を変えようと「やる気」になるための条件の一つとして，やろうと思えば「うまくできそうだ」という「**自信**」が挙げられます．
　このような「自信」を感じるもととして，「やってみたら自分にもできた」という「自己の成功経験」が最も強いと言われています[1]．

　しかし，「自己の成功経験」が，常にその行動への「自信」を高めるとは限りません．
　バンデューラ[1]は，「自己の成功経験」そのものが「自信」を高めるのではなく，その「成功経験」を**本人がどうとらえるか**が，「自信」に影響を与えると言っています．

　例えば，ある行動をうまく行うことができても，次のような場合は，「自信」はそれほど高まらないと考えられます[1]．

- 今までに何度も成功している簡単な行動に成功した場合
- 他の人に手伝ってもらった場合
- 大変な努力の末に，やっと成功した場合

　ですから，保健指導や患者指導では，勧める行動を対象者がうまく行えた後で，その行動への「自信」をどれぐらい感じているかを把握することも必要です．もしも，あまり「自信」を感じていない場合は，言葉による働きかけなどを加えて，対象者の「自信」を高めることが必要です．

　「成功経験」は「自信」につながりやすい反面，「失敗経験」は「自信喪失」

につながるとも言えますが,「成功経験」と「自信」の関係と同じように,「失敗経験」そのものが「自信喪失」を起こすのではなく,その「失敗経験」を本人がどうとらえるかが重要であると言えます.

　そのため,対象者が「失敗経験」を積んだ場合は,スタッフからの励ましなどによって,「自信喪失」につながらないようにすることも必要です.

■文献
1) Bandura A : Self-efficacy : the exercise of control. W.H. Freeman and Company, pp.79-115, 1997.

34. 対象者の「ニーズ」をつかまえる

　人にはそれぞれ，**「こうなりたい」**とか，**「こうありたい」**という**願望**があります．ここでは，この願望のことを**「ニーズ」**と定義したいと思います．
　人は，これらのニーズを満たすために，何らかの行動を行おうと「やる気」になると考えられます．

　例えば，「やせたい」というニーズを持っている人は，そのニーズを満たすために食事の量を控えたり，運動をしようと「やる気」になるということです．
　また，「ストレスを発散したい」というニーズを持っている人は，そのニーズを満たすために，運動をしようと「やる気」になったりします．
　つまり，人は，その行動が自分のニーズを満たしてくれると思う時に，その行動への「やる気」になりやすいと言えます．

　保健指導や患者指導で対象者に健康によい行動を勧める場合は，その行動をすることが，対象者のニーズを満たすことを示せれば，その行動への「やる気」を高めることができると考えます．
　対象者に運動を勧める場合は，「やせたい」というニーズを持っている人には，"運動をすればやせられますよ"というメッセージが効果的ですし，「ストレスを発散したい」というニーズを持っている人には，"運動をすればストレスを発散できますよ"というメッセージが効果的だということです．

　このような働きかけを行うには，対象者がどんなニーズを持っているかを把握しなくてはいけません．

対象者のニーズを調べる簡単な方法としては，例文の中でスタッフがCさんに尋ねているように，例えば，対象者に運動を勧める場合は，運動のメリットをいくつか挙げ（あるいは，対象者に挙げてもらい），その中で最も重要だと思うメリットを答えてもらうというものです．

　例文の中でCさんは，運動の最重要メリットとして，「体脂肪が減ってやせられる」ことを挙げています．このことから，Cさんには「やせたい」という強いニーズがあると考えます．
　そして，Cさんに運動を勧める場合は，運動をすれば「やせられる」というメリットを強調し，その実例などを示すことで，運動への「やる気」を高められるということです．

　以上，人は，その行動をすることによって自分のニーズが満たされると思える時に，その行動への「やる気」になりやすいということです．

35. 対象者の「深いニーズ」を探る

　前項34で，対象者の行動変容への「やる気」を高めるには，その行動をすれば，対象者のニーズが満たされることを示す必要があると述べました．

　ところで，人のニーズには，**浅いニーズ**と**深いニーズ**があると考えます．

　例えば，"あなたにとって，運動の最重要メリットは何ですか？"と尋ねられて，例文の中でCさんは，「やせられること」と答えています．このことから，Cさんには「やせたい」というニーズがあることが分かりますが，この質問で分かるニーズは浅いニーズです．

　Cさんが持っている深いニーズを探る方法として，**「なぜなぜ質問」**があります．
　正式には，**「ラダリング」**（laddering：**はしご法**）[1]と呼ばれる方法で，ある事柄について，"**なぜそれが重要だと思うのか？**"という質問を，答えが出なくなるまで一つずつ繰り返すというものです．

　以下に，「なぜなぜ質問」の例を示します．
　例えば，先の運動のメリットの質問で，「やせられる」というメリットが最重要だと答えたCさんに，"「やせられる」ことがなぜ重要だと思うのか？"という質問をし，その答えに対してまた，"それがなぜ重要だと思うのか？"という質問を繰り返すというものです．

　例えば，Cさんにこの「なぜなぜ質問」をしたところ，次のような結果が得られたとします．

「運動すること」 ➡（なぜ重要だと思うのか？）➡
「やせられる」 ➡ （なぜ重要だと思うのか？） ➡
「かっこよくなれる」 ➡ （なぜ重要だと思うのか？） ➡
「娘が喜ぶ」

　この結果から，Cさんには，「やせたい」というニーズの他に，さらに深いニーズとして，「かっこよくなりたい」「娘を喜ばせたい」というニーズがあることが分かります．

　Cさんに運動を勧める場合は，単に，"運動をすればやせられますよ"と言うだけでなく，"運動をすれば，やせてかっこよくなれて，娘さんも喜びますよ"と言った方が，運動への「やる気」につながりやすいと考えます．

　このように，「なぜなぜ質問」によって対象者の深いニーズを調べ，保健指導や患者指導で勧める行動が，その深いニーズを満たすことを示せれば，さらに対象者の「やる気」を引き出せる可能性が高くなると考えます．

■文献
1) Reynolds TJ, Gutman J : Laddering theory : method, analysis, and interpretation. Journal of Advertising Research, Feb./March 28 : 11-31, 1988.

運 動 2　肥満と2型糖尿病のDさんに運動を勧める場合

スタッフ：Dさんの糖尿病については，やはり，運動をした方がいいように思うのですが？

Dさん：そうですね．最近やっと，「運動が必要だ」っていう気持ちになってきたんですよ．㊱ ㊲

スタッフ：体重についてはどうですか？

Dさん：やっぱり，運動だけじゃなくて，食事と両方頑張らなくちゃと思っています．㊳

スタッフ：具体的な目標みたいなものはありますか？

Dさん：ええ，食事と運動をうんと頑張って，㊴　1カ月で4kgはやせたいですね．㊵

36. 行動変容の必要性

　例文の中でDさんは，"最近やっと,「運動が必要だ」っていう気持ちになってきた"と言っていますが，行動を変えることにあまり関心のない人が，関心を持つようになるには，「行動変容の必要性」を強く感じることが重要です．

　拙著『やる気を引き出す8つのポイント 行動変容をうながす保健指導・患者指導』（医歯薬出版，2007）では，人が「やる気」になるためのいくつかの条件を挙げましたが，その中で，**「行動変容の必要性」**を強く感じるための条件として，**「よい」**と**「まずい」**の2つについて，以下に説明します．

(1)「よい」：その行動を行うことが，自分にとって本当に「よい」ことだと思うこと

　これは，その行動を行えば，自分が本当に価値を置く（大事だと思う）結果につながるという期待感が持てることを意味します．

　そのように思えることで，「行動変容の必要性」を感じることにつながると考えます．

(2)「まずい」：このままでは「まずい」と思うこと

　これは，現在の状態が続くと，将来的に自分にとって「まずい」ことになると思うことです．

　このままの状態が続くと，自分が本当に価値を置くことが失われかねないという「危機感」を感じることで，「行動変容の必要性」を感じることにつながると考えます．

　この2つのことに共通するのが，**「自分が本当に価値を置く」**という

言葉です．保健指導や患者指導の対象者がどんなことに価値を置いているかが分かると，一人一人に合った指導を行えるようになります．

　以上，行動変容にあまり関心のない対象者が，関心を持つようになるには，「行動変容の必要性」を強く感じることが重要で，そのためには，行動を変えることのメリットと，行動を変えないことのデメリットをどれだけ感じられるかがポイントです．

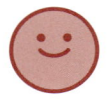

37. 何のためだったら「やる気」になるの？

　保健指導や患者指導を受けにくる人は，生活習慣を変えようと「やる気」満々の方ばかりではありません．人にはそれぞれ，慣れ親しんだ生活習慣がありますので，指導スタッフから行動変容を促されても，できれば生活習慣を変えたくないというのが本音ではないでしょうか．そのような対象者に行動変容の「やる気」になってもらうのは，簡単ではありません．

　前項 36 でも触れましたが，人が生活習慣を変えようと「やる気」になるための条件の一つとして，生活習慣を変えれば，**「自分が本当に価値を置く」**結果につながると期待できることが挙げられます．
　この「自分が本当に価値を置く」ということについて，以下に説明します．

　例えば，対象者に運動を勧める場合に，"運動すれば健康になれますよ"と言ったとします．
　この勧め方は，「健康になる」ことに本当に価値を置いている人には効果的です．
　つまり，健康になるためだったら（健康になれるんだったら），運動しようと「やる気」になるということです．

　多くの方は，「健康であること」や「健康になること」に価値を置いているかもしれませんが，中には，あまり「健康」に気を配らない人もいるのではないでしょうか．
　「健康」にそれほど価値を置いていない人に運動を勧める場合，"運動すれば健康になれますよ"と言っても，その人にはあまりピンとこな

いと思います．

　それでは，この人に運動を勧めて「やる気」になってもらうには，どうしたらいいのでしょうか？
　そのためには，運動をすることが，その人が本当に価値を置くことにつながることを示すのです．
　そうすることで，"○○のためだったら（○○になれるんだったら）運動しよう"と思ってもらえやすくなるということです．

　例えば，健康よりも家族や仕事の方が大事だと思っている人には，運動をして病気を予防することが，家族や仕事のためにもなることを示すことです．
　例文の中で，Cさんは運動への「やる気」になっていることがうかがえますが，それは，運動をすれば「自分が本当に価値を置く」結果につながると思い，そのためだったら頑張ろうという気になってきたととらえることもできます．

　以上，保健指導や患者指導で対象者の「やる気」を引き出す場合は，"**この人は何のためだったら「やる気」になるだろうか？**"という視点で考えることも重要です．

38. 一度に変える生活習慣の数

　例えば，肥満の対象者に減量を勧める場合，実際に勧める行動は，カロリーを抑えた食事や運動ということになります．
　例文の中でＤさんも，"運動だけじゃなくて，食事と両方頑張らなくちゃ"と言っていますが，この場合，食事と運動の両方同時に行動変容してもらう方がいいのでしょうか？　それとも，どちらか一方から始めてもらう方がいいのでしょうか？
　このことについては，状況によって，次のように対応してみてはいかがでしょうか．

　例えば，行動変容への「やる気」が十分で，本人も食事と運動の両方同時の行動変容を希望していて，対象者の状況から考えて，両方同時に行動変容できそうだと思われる場合は，あえてどちらか一方から始めることを勧めても，逆に本人の「やる気」を削いでしまうことになりかねません．
　このような場合は，試しに両方同時に行動変容してもらい，かなり大変だと感じた場合は，どちらか一方から始める形に，軌道修正してよいことを伝えておくとよいと思います．

　一方，対象者が，まずは食事か運動のどちらかしか行動変容できそうもないと言う場合は，本人の希望に沿って，どちらかの行動を選んでもらい，その行動が習慣化して自信がついたら，もう一方の行動に取り組むことを考えてもらうのがよいと思います．

　ここで注意しなくてはいけないことは，慣れ親しんだ生活習慣を変えることは，対象者にとってかなり負担が大きいということです．

そして，対象者が感じる負担は，変える生活習慣の数や，行動変容の幅が大きいほど，大きくなると考えます．

　行動変容は対象者にとって負担のかかることだという理解のもと，**一度に変えてもらう生活習慣の数は，対象者に合わせて考える**ということです．

　どちらにしても，生活習慣を変えるのは対象者ですから，対象者がどう考え，どう感じているかを把握しながら，無理なく行動変容をし，それを維持できるように，対象者に合わせた働きかけが求められます．

39. 無理をしてはダメ

　保健指導や患者指導で対象者に行動変容を促す場合，短期間だけ生活習慣を変えればよいのなら，少々の無理もきくかもしれませんが，生活習慣病の予防や治療では，変えた生活習慣を生涯続けてもらう必要があります．

　このことから，指導で目指すべきことは，「行動を変えてもらうこと」ではなく，「行動を変えて，それを維持してもらうこと」であると言えます．

　例文の中でDさんは，"食事と運動をうんと頑張る"と言っていますが，指導で対象者に行動変容を促す場合は，基本的には，**「無理は長く続かない」**ということが言えると思います．
　また，もしも無理をして，変えた生活習慣が長く続かないで終わってしまった場合，対象者には，「頑張ったけれど，できなかった」という「失敗経験」が残ることになります．「うまくできた」という「成功経験」は，その行動への「自信」を高めると言われますが，「失敗経験」は，「自信喪失」につながる可能性があります．その意味でも，無理をして失敗するという経験は，できるだけ避けなくてはいけません．

　まずは，「どれぐらいの行動変容なら可能なのか」を，対象者に聞いてみて，本人にとって，「それぐらいなら，少し頑張ればできると思う」という目標を立ててもらうことが重要です．

40.「行動目標」に重点を置く

　保健指導や患者指導によって，対象者が生活習慣を変えようと「やる気」になった場合，次にすることは，対象者自身に目標を立ててもらうことです．行動変容について目標を立てることで，目指すものが明確になるばかりでなく，それは，評価の基準としても使えます．

　例文の中でDさんは，"1カ月で4kgはやせたい"と目標を述べていますが，目標は大きく分けて，**行動目標**と**結果目標**の2つに分けられます．

　行動目標とは，「どんな行動をどれぐらい行うことを目指すのか」をいい，結果目標は，「その結果として，どんなことの実現を目指すのか」をいいます．

　以下に，それぞれの例を示します．

【行動目標】
- 毎日15分ジョギングをする
- 間食を1日1回にする

【結果目標】
- 1カ月で2kg減量する
- 1カ月でウエストを2cm減らす

　実際に行動変容を目指す場合は，行動目標と結果目標を明確にすることで，目指す結果（結果目標）と，そのために行うべきこと（行動目標）がはっきりします．

なお，行動目標と結果目標を立てた場合，あまり結果目標にとらわれすぎずに，行動目標の達成に集中することが勧められます．
　というのは，行動目標が達成できても，必ずしも結果目標が達成されるとは限らないからです．

　例えば，「1カ月で2kg減量する」という結果目標を立て，それを達成するために，「間食を1日1回にする」という行動目標を立てたとします．
　しかし，行動目標を1カ月達成し続けた結果，仮に体重が1kgしか減らない場合もあり得ます．その場合は，結果目標を達成できなくても，行動目標は達成できたのですから，「だめだった」とがっかりするのではなく，まずは，自分をほめてあげることが必要です．
　その後で，例えば，「1カ月で2kg減量する」ことにこだわるのであれば，運動に関する行動目標を追加することもできます．

　このように，行動変容を目指す場合は，対象者に対して，行動目標の達成に重点を置いてもらうことが重要です．

間　食　1　メタボリックシンドロームのEさんに間食を控えることを勧める場合

スタッフ：Eさんのメタボリックシンドロームをよくするには，少し間食を控えてもらった方がいいと思うのですが，いかがでしょうか？

Eさん：分かっちゃいるけど，なかなかねえ……．㊶　それと，間食を控えたら，本当にメタボがよくなりますかね？

スタッフ：ええ，実際に間食を控えることで，メタボの血液検査のデータがよくなった方の例もありますよ．㊷

Eさん：そうですか．でも，メタボがよくなるといっても，あんまりねえ……．㊸　それと，ストレスが溜まってイライラした時なんか，甘いものを食べると気分が落ち着くんですよね．間食を控えたら，ストレスが溜まってしまうんじゃないでしょうか．㊹ ㊺

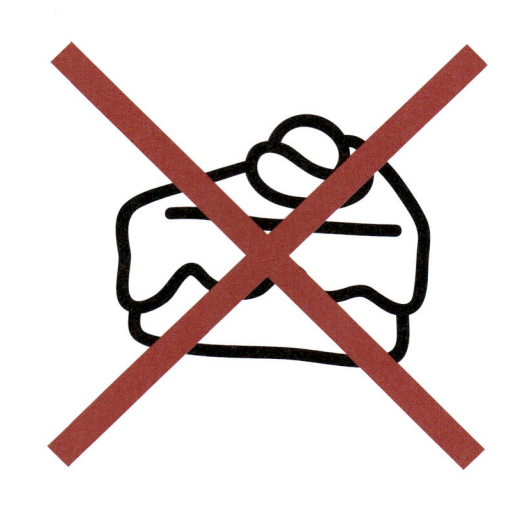

41. 分かっちゃいるけど，なかなか……

　例文の中でEさんも言っていますが，保健指導や患者指導の中で，対象者が，"**分かっちゃいるけど，なかなか……**"と言うのを聞く場合があると思います．
　ここでは，この"分かっちゃいるけど，なかなか……"というフレーズについて，考えてみたいと思います．

　そもそも，この"分かっちゃいるけど，なかなか……"というフレーズは，行動変容できないことの言い訳として使われる場合が多いのではないでしょうか．
　ここで重要なことは，対象者は**「何をどれぐらい」分かっているのか**ということと，**「なぜ」なかなかできないのか**ということです．
　指導の場面で対象者が，"分かっちゃいるけど，なかなか……"と言った場合，"この対象者はちゃんと分かっているんだ"とすぐに納得するのではなく，対象者は何についてどれぐらい分かっているのかという視点に立ち，場合によってはそれを確かめるための質問をすることです．
　そして次に，「分かっちゃいるけど」なぜできないのかという，その理由を探ることです．

　そうすることで，対象者に行動変容を促す働きかけのポイントが，少し見えてくると思います．

42.「成功事例」を活用する

　例文の中で，スタッフがEさんに行っているように，保健指導や患者指導で対象者の「やる気」を高める一つの方法として，**成功事例**を提示することが挙げられます．

　例えば，対象者に間食を控えることを勧める場合には，対象者と同性，同年代の人で，同じような状況にある人が，間食を控えることでどんなメリットがあったかを示すことです．

　成功事例の提示には，対象者の「やる気」を引き出す上で，次の3つの働きがあると考えます．

> （1）期待を高める
> （2）自信を高める
> （3）自分だけではないと思ってもらえる

　それぞれについて，以下に説明します．

（1）期待を高める

　例えば，メタボリックシンドロームの対象者に対し，間食を控えることで，実際に血液検査のデータがよくなった例を示したとします．そうすることで，対象者に，「間食を控えれば，メタボリックシンドロームがよくなる」という期待感を持ってもらうことができます．

（2）自信を高める

　例えば，対象者と同性，同年代の人で，同じような状況にある人が，間食を控え続けていることを示すことで，対象者に，「自分にもできそ

うだ」という「自信」を持ってもらうことができます．

（3）自分だけではないと思ってもらえる

例えば，事例として対象者と同じような状況にある人を示すことで，このような状況にあるのは自分だけではないと思ってもらうことができます．

それが孤独感のようなものを和らげてくれ，前向きな「やる気」につながりやすくなるのではと考えます．

以上，成功事例の提示にはこのような効果があると考えられるため，日頃から，対象者に提示できるような事例をストックしておくことが，効果的な指導を行う上で役立つと思います．

43. 対象者は何に価値を置いているか？

　人が生活習慣を変えようと「やる気」になるための条件の一つとして，その行動をすれば，自分が価値を置く結果につながるという期待感を持てることが必要です．

　例文の中でEさんは，"メタボがよくなるといっても，あんまりねえ……"と言っています．このことから，Eさんはメタボがよくなることについて，それほど強い価値を置いていないようにも見受けられます．

　それでは，対象者が**何に価値を置いているのか**を知るには，どうしたらいいのでしょうか？
　単刀直入に，"あなたにとって（人生で）大事なこと（あるいは，大事なもの）は何ですか？"と聞くのも一つの方法です．
　その人の答えが，「健康」「家族」「仕事」であれば，その人が，健康や家族，仕事に価値を置いていることが分かります．
　そして，例えば，間食を控えることが，「健康」や「家族」，「仕事」にどういうよい影響を与えるかを示せれば，その人の間食を控えるという「やる気」を高めやすくなります．

　先の「ニーズ」の項目でも触れましたが，対象者が何に価値を置いているかを調べる他の方法としては，間食を控えることのいくつかのメリットのうち，対象者が特に重要だと思うメリットを挙げてもらうことです．
　そして，働きかけとしては，間食を控えることが，そのメリットにつながることを強調することが勧められます．

間食を控えることのメリットというのはいろいろありますが，その中のどのメリットに価値を置くかは人によって違うと思います．対象者が価値を置くメリットを調べることで，その人に合った指導が行えるようになるということです．

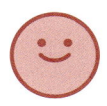

44. なぜあの人はストレスに強いの？

　例文の中でEさんは，"間食を控えたら，ストレスが溜まってしまうんじゃないでしょうか"と言っていますが，日常生活において，ストレスがかかりそうな状況にあっても，案外ストレスを感じずにうまくやっている人がいます．

　このような人というのは，どういう考え方をしているのでしょうか？

　アントノフスキー[1]は，ストレスになりそうなことがあっても，うまくやっていける人の考え方として，次の3つを挙げています．

> （1）理解できると感じること
> （2）対処できると感じること
> （3）意義があると感じること

　それぞれについて，以下に説明します．

（1）理解できると感じること

　これは，その事柄の今後の展開が予測できたり，その事柄がなぜ起きたのかを理解できると感じることです．

　その事柄が今後どう展開するのか分からなかったり，その事柄がなぜ生じたのか理解できない場合は，ストレスを感じやすくなると考えます．

　「先が見えない」「理解できない」と思うのではなく，ある程度，今後の予測やその事柄について理解できると思えば，ストレスをあまり感じなくて済むということです．

(2) 対処できると感じること

これは，その事柄にうまく対処できそうだと感じることです．

その事柄について，自分はうまく対処できずにお手上げだと思うのではなく，なんとかうまく対処できると思えば，あまり強いストレスを感じなくて済むということです．

(3) 意義があると感じること

これは，その事柄が，自分が努力して乗り越えるだけの価値がある課題（チャレンジ）であると感じることです．

困難なことでも，それを乗り越えることが自分にとって意味があると思えれば，ストレスをそれほど強く感じなくなるのではということです．

一般的に，この3つの感覚を強く持っている人ほど，ストレスになりそうな状況でもうまくやっていけ，健康状態を保つことができると考えます．

■文献

1) Antonovsky A : Unraveling the mystery of health — how people manage stress and stay well — . Jossey-Bass, pp.16-19, 1987.

45. ストレスとうまくつき合う

　健康になることを目指して，食べすぎや間食を控えたり，節酒や禁煙をしても，ストレスがかかると，元の不健康な習慣に「逆戻り」してしまうことがあります．

　このように，ストレスがかかった状況というのは，「逆戻り」が起きやすいと言われ，ストレスにどのように**対処**（**コーピング**）するかが，変えた生活習慣を続ける上で重要になります．

　それでは，ストレスとうまくつき合うには，どうしたらいいのでしょうか．

　ストレスに対処する場合のポイントとして，島津[1]は，ストレスの原因（**ストレッサー**）をリストアップして優先順位をつけ，どのストレッサーから対処していくかを決めることを勧めています．
　ストレッサーがいくつもある場合は，いきなり全部同時に対処しようと思っても，なかなか困難であると考えられるからです．

　なお，ストレスへの対処の方法は，大きく次の2つに分けられます．

(1) 問題に焦点を当てる
　問題となっているストレッサーそのものに働きかけて，状況を解決しようとすることです．

(2) 気持ちに焦点を当てる
　ストレッサーに対する考え方やとらえ方を変えたり，他のことで気晴らしや気分転換をすることです．

ストレッサーとなっている問題が，直接働きかけることで解決可能なものである場合は，問題に焦点を当てるコーピングが適当ですが，そうでない場合は，気持ちに焦点を当てるコーピングが適当だと考えられ，両者を状況に応じて使い分けることが必要です．

　また，ストレスにうまく対処するためには，周りからのサポートも重要です．周りの人からアドバイスをもらったり，具体的に手伝ってもらったりすることで，ストレスの影響が和らぐことが期待されます．

■文献
1) 島津明人：じょうずなストレス対処のためのトレーニングブック．法研，2003．

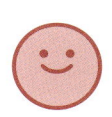

| 間　食　2 | 肥満と2型糖尿病のFさんに間食を控えることを勧める場合 |

スタッフ：Fさんは，体重と糖尿のことを考えて，間食を減らすとおっ
　　　　　しゃっていましたが，その後どうですか？
Fさん：　早速，自分なりに頑張ってみたんですけど，三日坊主で終わっ
　　　　　てしまったんです．間食を控えるというのは難しいですね．
スタッフ：そうですか．でも，失敗は成功のもとということで，ぜひ
　　　　　再チャレンジをしてもらえればと思います．今日は三日坊主
　　　　　で終わらないための工夫について，一緒に考えてみましょう．
　　　　　あと，ご家族の方は何かおっしゃっていますか？
Fさん：　夫は，「俺も協力するから」と言ってくれてはいるんですけ
　　　　　ど……．

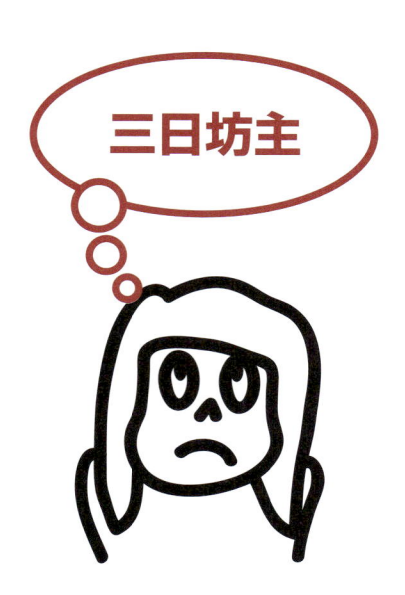

46.「セルフ・コントロール」力を高める

　保健指導や患者指導で行動変容を促し，対象者が「やる気」になって行動を変えたとしても，その後，何カ月も対象者と関わりを持てない場合もあると思います．

　その場合，変えた生活習慣を維持できるかどうかは，対象者次第であると考えます．

　そこで，三日坊主で終わらずに行動変容を維持するためには，「自分で自分の行動をコントロールする」という，**「セルフ・コントロール」**が重要になります．

　それでは，対象者の「セルフ・コントロール」力を高めるには，どうしたらいいのでしょうか？

　間食を控えることを例にして，以下にそのポイントについて説明したいと思います．

(1) 記録をつける

　変えた生活習慣を維持するために，どれぐらいその行動を行えているかを記録につけるということです．これは，自分の行動を自分でモニターするということで，**「セルフ・モニタリング」**と呼ばれます．

　記録をつけることで，自分の行動の実施状況を客観的に評価することができます．

　例えば，毎日の間食を記録することで，"今日は少し間食を取り過ぎたな．明日はもう少し控えよう"とか，"今日は間食を控えることができた．明日もこの調子で頑張ろう"などと，行動の維持に役立ちます．

（2）ほうびを考える

例えば，ある一定期間，間食を控えることができたら，自分へのほうびを考えてもらうことです．

ちょっとしたほうびであっても，それが「気持ちの張り」となって，行動が続きやすくなると考えます．

（3）環境を整える

例えば，間食を控えるために，お菓子などを買わないようにするということです．

以上，行動変容した後の行動の維持については，対象者の「セルフ・コントロール」力を高める工夫が必要です．

47. 記録をつけることのメリット

　前項46で，行動変容を三日坊主で終わらせないために，「セルフ・コントロール」力を高める方法として，**「記録をつける」**ことを挙げました．

　今回は，「記録をつける」ことの効果について，以下に更に詳しく説明します．

（1）現状を知ることができる

　もしも，間食の量を記録しなければ，自分がどれぐらい間食をしているのか，正確には分かりづらいと思います．記録をつけることで自分の行動や状態を把握でき，それによって，次のようなメリットがあると考えます．

① 問題意識につながる

　自分ではそれほど間食をしていないと思っていても，実際に記録をつけてみると，思ったよりたくさん間食をしていたことに気づく場合があります．

② 具体的な目標設定の基準になる

　現在の間食の量が分かれば，その量を基準にして，具体的な目標を決めることができます．

（2）関心を高める

　忙しい毎日でも，間食の量を記録することで，間食に対して意識する時間を持つことができます．

（3）無言の働きかけになる

　毎日記録をつけることで，間食の量が最近増えてきたというような変

化も分かります．それによって，"もう少し間食を控えよう"と思うようになり，記録の結果そのものが，対象者の行動変容への無言の働きかけになります．

以上，記録をつけることには，行動変容への「やる気」と行動の維持に対して多くのメリットがありますので，保健指導や患者指導で対象者に勧めることが望まれます．

48.「やりがい」を感じてもらう

　保健指導や患者指導によって，対象者が生活習慣を変えた場合，三日坊主で終わらないためのキーワードが，「**やりがい**」です．

　対象者が生活習慣を変えるということは，時間や努力，今までのライフスタイルを変えるといった心理的なものも含め，いろいろなコストを払うことだと考えます．

　対象者はコストを払ってまで生活習慣を変えたわけですから，「変えた甲斐」が感じられないと，その行動は長続きしにくいということです．
　例えば，「間食を減らしたら，実際に体重が減った」というような，明らかなメリットが感じられることも，「やりがい」につながります．

　しかし，場合によっては，生活習慣を変えても，目に見える結果がすぐに得られず，行動を「変えた甲斐」を感じにくいこともあり得ます．
　そのような場合は，小さなことでもいいですから，行動を変えたことによって，何らかの「変化」が感じられるような工夫が必要です．
　例えば，変えた行動を1カ月続けられたら，自分にほうびをあげるということでもいいのです．

　気持ちの上でも形の上でもいいですから，行動を変えたことによる「変化」が感じられる工夫をすることが，行動を「変えた甲斐」を感じる上で重要だと考えます．

49.「満足感」を感じてもらう

　前項48に続き，行動を変えて三日坊主で終わらないためのキーワードとして，今回は**「満足感」**について説明します．
　皆さんも，「顧客満足」という言葉を聞いたことがあると思いますが，マーケティングの分野では，ある商品を購入して「満足感」を感じた消費者は，その商品を購入（使用）し続ける可能性が高くなると考えます．

　この考えを健康に関する行動変容に当てはめると，健康によい行動を行って「満足感」を感じた対象者は，その行動を行い続ける可能性が高くなるということです．
　それでは，対象者に「満足感」を感じてもらうには，どうしたらいいのでしょうか？

　マーケティングの分野で有名なコトラー[1]は，消費者の**「満足感」は，期待と結果のバランスで決まる**と言っています．
　消費者が商品を購入する場合は，この商品を買って使えば，こういうよい結果が得られるだろうという期待感を持って購入すると考えられます．そして，実際に購入して使用した結果，期待通りか，期待を超える結果が得られれば，消費者は「満足感」を感じ，その商品を繰り返し購入（使用）する可能性が高くなるということです．しかし，期待はずれの結果しか得られなければ，消費者は「不満足感」を感じ，その商品の購入を控えるようになります．

　健康に関する行動変容でも，対象者は保健指導や患者指導で勧められた行動を行えば，こういうよい結果が得られるだろうと期待感を持って行動を行うと考えられます．そして，実際にその行動を行ってみて，期

待通りか，期待を超える結果が得られれば，「満足感」を感じ，その行動を続ける可能性が高くなります．しかし，期待はずれの結果しか得られなければ，「不満足感」を感じ，その行動をやめてしまう可能性が高いということです．

　例えば，間食を控えることを勧められた対象者が，"間食を 1 カ月控えれば，2kg ぐらいやせるのでは" と期待して間食を控え始めたとします．1 カ月後に体重を測定したら，1kg しかやせていなかった場合，その人は 2kg の減量を期待していたわけですから，1kg の減量では「満足感」を感じることができず，間食を控えるという行動の維持が危うくなりかねないということです．

　このようなことを防ぐには，まず，その行動を行えばどれぐらいの結果が期待できるのか，初めの段階で，対象者に現実的な目安を示すのも一つの方法です．初めの期待が大きすぎると，それなりの結果が得られても，満足感を感じることができなくなるからです．

■文献
1) フィリップ・コトラー（著），恩藏直人（監修），月谷真紀（訳）：コトラーのマーケティング・マネジメント 基本編．ピアソン・エデュケーション p.28, 2002.

50. 家族からのサポートの効用

　例文の中で，スタッフはFさんに対し，"ご家族の方は何かおっしゃっていますか？"と尋ねていますが，対象者が変えた行動を維持する上で重要な働きをするのが，**「家族からのサポート」**です．

　もちろん，一人で生活習慣を変えて，それを続けていける方もいると思いますが，「家族からのサポート」があると，変えた行動を維持しやすくなると考えます．

　変えた生活習慣を維持する上で，「家族からのサポート」が果たす役割としては，以下のことが挙げられます．

(1) チェック機能

　対象者が生活習慣を変えて，それを続けているかどうかを家族がチェックすることで，もしも対象者が途中で「逆戻り」してしまっている場合は，家族からの促しによって，対象者に再チャレンジしてもらえる可能性があります．

(2) 強化機能（ほうび）

　変えた生活習慣を対象者が続けている場合，家族からほめられたり，「変えた習慣を1カ月続けられたら，家族から○○をしてもらう」というような，具体的な「ほうび」を設定することで，それに向かって頑張ることができ，行動が続きやすくなると考えます．

(3) 行動変容の仲間としての機能

　例えば，一人ではなかなかその行動を続けにくい場合でも，対象者ばかりでなく，家族も一緒にその行動を行うことによって，行動を続けや

すくなると考えます．

　以上，対象者に変えた生活習慣を維持してもらうには，「家族からのサポート」が重要で，保健指導や患者指導では，どうすれば家族からの協力が得られやすくなるかを考えて，働きかけることが必要です．

パート5

まとめ

ここでは，50個のコラムの要点をまとめています．

【パート1】総　論

1.「やる気」を引き出す考え方の基本

　「やる気」を引き出す働きかけを行う場合は，人が「やる気」になるために必要な条件を満たすように働きかける．

　また，行動変容への「やる気」があまりない対象者には，その対象者では，「やる気」に必要な条件のうち，どの条件が満たされていないのかを把握し，その条件を満たすように働きかける．

2. 生活習慣を変えるということは？

　保健指導や患者指導で対象者に禁煙を勧めるということは，「喫煙村」の住人に「禁煙村」への移住を勧めるようなものである．

　喫煙者に禁煙しようと「やる気」になってもらうには，「禁煙村」に移住したい，または，「喫煙村」を出たいと思ってもらう必要がある．

3. 行動変容は5つのステージを通る

　人が行動変容するプロセスは，「無関心期　→　関心期　→　準備期　→　行動期　→　維持期」の5つのステージに分けて考えることができる．このことに基づいて，対象者の行動変容を考える場合は，次のことに留意する必要がある．
（1）ステージを移行するスピードには個人差がある
（2）「逆戻り」も珍しくない

4. 押し売りになってはダメ

　保健指導や患者指導で対象者に健康によい行動を勧める場合は，対象者の「気持ちの温まりぐあい」に敏感に合わせて働きかける．

5. 対象者に合わせる

　保健指導や患者指導で対象者に行動変容を促す場合は，それぞれの対象者の考えや感じ方に合わせて働きかける必要がある．

6. 自分だったらどうしてほしいか？

　保健指導や患者指導において，自分が対象者だったら，どういう指導をしてもらいたいかを考えてみることには，次のようなメリットがある．
（1）普段意識していなかった部分に気づく
（2）自分の目指す指導をイメージできる

7. 日常生活の中でできることを

　保健指導や患者指導では，日常生活を大幅に変えることなく，少しずつ変えながらも結果につながりやすい部分を見つけて，対象者に選んでもらいながら行動変容を実現するというのが，指導スタッフの腕の見せ所である．

8. 説得力のある指導とは？

　保健指導や患者指導の経験が豊富でなくても，説得力のある保健指導や患者指導を行える場面として，対象者に勧める行動を指導スタッフ自身が行っている場合が挙げられる．

9. 時間を有効に使う

　限られた時間の中で効果的な保健指導や患者指導を行うには，時間をできるだけ効率的に使う必要がある．そのためには，既に対象者が知っていることについては，あまり時間をかけないことと，指導の大まかなタイムスケジュールを決めておくことが必要である．

10. あなたはどんな指導を目指しますか？

どんな保健指導や患者指導を目指すのかを，自分の言葉で表しておくことには，次のようなメリットがあると考える．
(1) 指導で目指すものがはっきりする
(2) 指導の評価基準になる
(3) 指導のレベルアップにつながる

【パート2】対象者とその関係について

11. 指導は対象者との関係性

保健指導や患者指導は，短い時間であっても，それは対象者との一つの関係であり，指導で対象者にどのような受け答えをすればよいかは，対象者との関係性から考える．

12. 対象者の視点で考える

保健指導や患者指導で勧める行動を行うかどうかは，対象者次第であり，彼らの考えが分からないと，行動変容という成果につなげる指導をすることは難しい．

指導を受けにくる対象者は，指導スタッフとは考え方や価値観，生活状況なども違う可能性があり，対象者の視点に立って指導を行う．

13. 十人十色の対象者

保健指導や患者指導で勧める行動について，そのメリットとデメリットをどう感じるかは，対象者によって違う可能性がある．対象者が行動変容についてどう考え，どう感じているかを把握することで，その人に合った働きかけができるようになる．

14. 対象者の考えには理由がある

　保健指導や患者指導で対象者に行動変容を勧める場合は，行動変容についての対象者の考えや感じ方に合わせて働きかけることが必要であるが，更に，なぜ対象者がそのように考えたり，感じているのかという理由が分かると，その人に合った働きかけができやすくなる．

15. 信頼関係を早く築くには？

　保健指導や患者指導で，短時間で対象者との信頼関係（ラポール）を築くために，「自分はどのような指導を目指しているのか」，「対象者にどんなことを期待しているのか」について，簡単な文章にして，事前に対象者に読んでもらうことも一つの方法である．

【パート3】コミュニケーションについて

16. コミュニケーション・スキルも重要

　保健指導や患者指導で対象者の行動変容を促すには，指導で勧める行動について，対象者がどう考え，どう感じているかを，本音に近い形で話してもらうことが必要である．また，指導スタッフが伝えたい内容が，きちんと対象者に伝わる必要があり，そのためには，コミュニケーションの技術が重要である．

17. コミュニケーションの3つの技術

　ロルニックらは，保健・医療スタッフの対人コミュニケーションの核となる技術として，「尋ねること」「聴くこと」「伝えること」の3つを挙げている．これらはそれぞれ，次のように，「質問」「傾聴」「情報提供」に相当すると考えられる．

質問：対象者に尋ねること
傾聴：対象者の発言に耳を傾けること
情報提供：対象者に情報を伝えること

18．「何をどう伝えるか」が大事
　保健指導や患者指導で，対象者に情報提供をする場合のポイントとして，次の2つが挙げられる．
（1）何を伝えるか
（2）どう伝えるか

19．コミュニケーションは言葉だけじゃない
　保健指導や患者指導では，言葉以外で伝わるメッセージも重要であり，次のような姿勢が求められる．
（1）言葉以外から伝わる，対象者の真意を理解するように努める
（2）対象者に対して，言葉以外で伝わるものに注意する

20．対象者がスタッフから受けるイメージ
　保健指導や患者指導では，対象者は，指導スタッフである自分からどのようなイメージを感じているのか，そしてそれは，効果的な指導を行う上でプラスに働いているのかということにも，注意を払う必要がある．

【パート4】実践場面

21．「危機感をあおる」のは本当に効果的か？
　「危機感」を感じてもらう働きかけと「やる気」の関係は，次のように考えられる．

（1）初期の段階では効果的
（2）何度も聞くと効果が薄れる
（3）人によって「危機感」の感じやすさが違う

22.「トライ」と「成功」の違い

　保健指導や患者指導で対象者に禁煙を勧める場合は，禁煙に「トライすること」と「成功すること」は別であると考え，次のような言い方をすると，対象者に受け入れられやすくなるのではないか．
"禁煙にチャレンジしてみてはどうですか"
"禁煙にトライしてみてはどうですか"

23.「不協和音」はしっくりこない

　喫煙者が，「タバコを吸う人は，肺ガンで死亡する危険が数倍高い」という話を聞いて「不快」に感じるのは，「タバコを吸っている」という自分の行動と，「タバコが肺ガンの原因になる」という事実が調和していない，「不協和な状態」にあるためである（認知的不協和）．
　「不協和な状態」は人にとって「不快」であるため，人はこの「不快」な状態を解消しようとして，行動か考え方を変えるようになる．

24. 行動変容を妨げるもの

　対象者が行動変容への「やる気」になっていない場合は，何が行動変容への「妨げ」になっているかを把握し，それをできるだけ減らすように働きかける．

25.「競争相手」に勝たなくては

　保健指導や患者指導で対象者に健康によい行動を勧める場合，その行動には，常に競争相手がいることを念頭に置く必要がある．
　指導で勧める行動の方が，競争相手の行動よりもよいものとして感

じてもらうためには，競争行動に対して対象者が感じるメリットとデメリットのバランスを，デメリットの方に傾けるようにする．

26．「開いた質問」と「閉じた質問」

「開いた質問」とは，対象者の考えや感じ方を尋ねるもので，「閉じた質問」とは，対象者に対して「はい」「いいえ」で答えたり，事実を答えてもらうものである．

保健指導や患者指導では，対象者の考えや感じ方に合った働きかけをすることが必要で，その場合に「開いた質問」が役に立つ．

27．「やらなくては」から「やりたい」へ

行動変容に対する対象者の気持ちが，「やらなくては」から「やりたい」へ変わることができれば，更に望ましいと考えられる．

28．今までのことも聞いてみる

保健指導や患者指導で対象者に健康によい行動を勧める場合は，過去にその行動を行ったことがあるかどうかを聞くことも重要である．

過去にその行動を行ったことがない場合とある場合では，その働きかけを変える．

29．対象者の考えを点数化する

保健指導や患者指導で勧める行動について，対象者が「やる気」になるための条件をどれぐらい満たしているかを点数化することで，対象者がまだ十分に満たしていない条件をピックアップすることができ，働きかけのポイントが絞りやすくなる．

30．対象者の点数に合わせて働きかける

保健指導や患者指導で，対象者が行動変容への「やる気」に必要な条

件をどれぐらい満たしているかについて，対象者に点数で答えてもらった後の働きかけは，次のようにまとめられる．
(1) その点数を答えた理由を尋ねる
(2) 点数を上げるための方法を一緒に考える

31．「やらずじまい」で終わる理由
　対象者が健康によい行動を行おうと「やる気」になっても，必ずしも，それが「行動」につながらない理由は，次のように考えられる．
(1)「やる気」がそれほど強くなかった
(2) 行動をするのに必要な技術が足りなかった
(3) 他に優先事項があって，忘れたり，後回しになってしまった

32．なぜ「自信」がないの？
　対象者が行動変容に対して「自信」が持てない理由として，次の2つが考えられ，それぞれに合わせた働きかけが必要である．
(1) 今まで一度もその行動をしたことがない
(2) 今までに何度もチャレンジしたが，失敗した

33．「成功経験」が「自信」につながるとは限らない
　人がある行動をうまく行えるという「自信」を感じるもとの一つとして，「自己の成功経験」が挙げられる．
　しかし，「自己の成功経験」が常にその行動への「自信」を高めるとは限らず，その「成功経験」を本人がどうとらえるかが，「自信」に影響を与えると考えられる．

34．対象者の「ニーズ」をつかまえる
　人にはそれぞれ，「こうなりたい」とか，「こうありたい」という「ニーズ」がある．人は，ある行動をすることによって，自分のニーズが満た

されると思える時に，その行動への「やる気」になりやすいと考えられる．

35．対象者の「深いニーズ」を探る

　人の「ニーズ」には，浅いニーズと深いニーズがある．

　人の深いニーズを探る方法として「なぜなぜ質問」（正式名：ラダリング：laddering【はしご法】）がある．これは，ある事柄について，"なぜそれが重要だと思うのか？"という質問を，答えが出なくなるまで一つずつ繰り返すというものである．

36．行動変容の必要性

　「行動変容の必要性」を強く感じるための条件として，次の2つが考えられる．
（1）よい：その行動を行うことが，自分にとって本当に「よい」ことだと思うこと
（2）まずい：このままでは「まずい」と思うこと

37．何のためだったら「やる気」になるの？

　人が生活習慣を変えようと「やる気」になるには，生活習慣を変えれば，「自分が価値を置く」結果につながると期待できることが必要である．

　保健指導や患者指導で対象者の「やる気」を引き出す場合は，"この人は何のためだったら「やる気」になるだろうか？"という視点で考えることも重要である．

38．一度に変える生活習慣の数

　保健指導や患者指導において，対象者に一度に変えてもらう生活習慣の数は，行動変容は対象者にとってかなりの負担であるという認識のもと，対象者に合わせて考える．

39. 無理をしてはダメ

　保健指導や患者指導で対象者に行動変容を促す場合は，対象者があまり無理をしない範囲で，行動を変えてもらう．

　無理をすることで，変えた生活習慣が長く続かなかった場合に，対象者には失敗経験が残り，自信喪失につながる可能性もある．

40.「行動目標」に重点を置く

　保健指導や患者指導で，対象者が生活習慣を変えようと「やる気」になった場合，対象者に目標を立ててもらう必要がある．

　目標は大きく分けて，行動目標と結果目標の２つに分けられる．行動目標とは，「どんな行動をどれぐらい行うことを目指すのか」をいい，結果目標は,「その結果として，どんなことの実現を目指すのか」をいう.

　対象者に行動変容を促す場合は，行動目標の達成に重点を置いてもらう．

41. 分かっちゃいるけど，なかなか……

　保健指導や患者指導の中で，対象者が生活習慣を変えることについて,"分かっちゃいるけど，なかなか……"と言う場合がある．

　この"分かっちゃいるけど，なかなか……"というフレーズについては，何をどれぐらい「分かっている」のか，「なぜ」行動に移せないのかを把握して，働きかける．

42.「成功事例」を活用する

　保健指導や患者指導における成功事例の提示には，対象者の「やる気」を引き出す上で，次の３つの働きがあると考えられる．
（1）期待を高める
（2）自信を高める
（3）自分だけではないと思ってもらえる

43. 対象者は何に価値を置いているか？

対象者が何に価値を置いているかを把握する方法としては，"あなたにとって（人生で）大事なこと（あるいは，大事なもの）は何ですか？"と聞いたり，ある行動をすることのいくつかのメリットのうち，自分にとって重要だと思うものを挙げてもらうことがある．

44. なぜあの人はストレスに強いの？

ストレスになりそうなことがあっても，うまくやっていける人が持っている考え方として，次の3つが挙げられる．
(1) 理解できると感じること
(2) 対処できると感じること
(3) 意義があると感じること

45. ストレスとうまくつき合う

ストレスがかかった状況というのは，「逆戻り」が起きやすいと言われ，ストレスにどのように対処（コーピング）するかが，変えた生活習慣を維持する上で重要になる．

ストレスへの対処の方法は，大きく次の2つに分けられる．
(1) 問題に焦点を当てる
(2) 気持ちに焦点を当てる

46.「セルフ・コントロール」力を高める

変えた生活習慣を維持するには，「自分で自分の行動をコントロールする」という，「セルフ・コントロール」力が重要になってくる．

「セルフ・コントロール力」を高めるためのポイントとして，次のことが挙げられる．
(1) 記録をつける
(2) ほうびを考える

（3）環境を整える

47．記録をつけることのメリット
　行動変容に関して，対象者に「記録をつけてもらうこと」の効果として，次のことが考えられる．
（1）現状を知ることができる
（2）関心を高める
（3）無言の働きかけになる

48．「やりがい」を感じてもらう
　変えた生活習慣を対象者に維持してもらうためのキーワードの一つが，「やりがい」である．
　気持ちの上でも形の上ででもいいが，行動を変えたことによる「変化」を感じることが，行動を「変えた甲斐」を感じる上で重要である．

49．「満足感」を感じてもらう
　変えた生活習慣を対象者に維持してもらうためのキーワードの一つとして，「満足感」が挙げられる．
　「満足感」は期待と結果のバランスで決まると考えられる．
　健康によい行動を行って「満足感」を感じた対象者は，その行動を維持し続ける可能性が高いが，行動を行っても「不満足感」を感じている対象者は，その行動をやめてしまう可能性が高くなる．

50．家族からのサポートの効用
　変えた生活習慣を対象者に維持してもらう上で，「家族からのサポート」が重要であり，家族のサポートが果たす役割として，次のことが挙げられる．
（1）チェック機能

（2）強化機能（「ほうび」）
（3）行動変容の仲間としての機能

索　引

ア
浅いニーズ　70

イ
維持期　6

カ
家族からのサポート　100
関心期　6

キ
危機感　41
期待　84
逆戻り　7,90,100
強化　100
競争相手　48
記録をつける　95

ケ
傾聴　32
結果目標　80
健康行動の変容に関する
　チェックシート　57

コ
行動期　6
行動変容の必要性　73
行動目標　80
コーピング　90
コミュニケーション・スキ
　ル　30

シ
自己の成功経験　64,66
自信　64,66,84
質問　32
準備期　6
情報提供　32

信頼関係　27

ス
ステージ　6
ストレス　88,90
ストレッサー　90

セ
成功事例　84
セルフ・コントロール　93
セルフ・モニタリング　93

タ
対処　90

ト
閉じた質問　51

ナ
なぜなぜ質問　70

ニ
ニーズ　68
認知的不協和　46

ハ
はしご法　70

ヒ
開いた質問　51

フ
深いニーズ　70

ホ
ほうび　100

マ
まずい　73

満足感　98

ム
無関心期　6

ヤ
やりがい　97

ヨ
よい　73

ラ
ラダリング　70
ラポール　27

A〜Z
laddering　70

【著者略歴】

松本　千明（まつもと　ちあき）

1989年　札幌医科大学医学部卒業
1989〜1991年　札幌徳洲会病院勤務
1991〜1996年　自治医科大学内分泌代謝科勤務
1996〜1999年　徳田病院内科外来非常勤勤務
1999年　大阪府立看護大学医療技術短期大学部臨床栄養学科卒業
2001年　ミシガン大学公衆衛生大学院健康行動健康教育学科修士課程修了
現在は，医療・保健スタッフを対象に，健康行動理論とソーシャル・マーケティングに関する講演と執筆を中心に活動中

ホームページ　http://cmkenkou.life.coocan.jp

＜主な著書＞
「医療・保健スタッフのための　健康行動理論の基礎　生活習慣病を中心に」（医歯薬出版）
「医療・保健スタッフのための　健康行動理論　実践編　生活習慣病の予防と治療のために」（医歯薬出版）
「やる気を引き出す8つのポイント　行動変容をうながす保健指導・患者指導」（医歯薬出版）
「行動変容のための　健康教育パワーアップガイド　効果を高める32のヒント」（医歯薬出版）
「保健スタッフのための　ソーシャル・マーケティングの基礎」（医歯薬出版）
「保健スタッフのための　ソーシャル・マーケティング　実践編　行動変容をうながす健康教育・保健指導のために」（医歯薬出版）

保健指導・患者指導のための
行動変容　実践アドバイス50　　ISBN978-4-263-23528-7

2009年6月20日　第1版第1刷発行
2013年10月10日　第1版第2刷発行

著　者　松　本　千　明
発行者　大　畑　秀　穂
発行所　医歯薬出版株式会社

〒113-8612　東京都文京区本駒込1-7-10
TEL.（03）5395-7618（編集）・7616（販売）
FAX.（03）5395-7609（編集）・8563（販売）
http://www.ishiyaku.co.jp/
郵便振替番号　00190-5-13816

乱丁，落丁の際はお取り替えいたします　　印刷・教文堂／製本・愛千製本所
© Ishiyaku Publishers, Inc., 2009. Printed in Japan

本書の複製権・翻訳権・翻案権・上映権・譲渡権・貸与権・公衆送信権（送信可能化権を含む）・口述権は，医歯薬出版(株)が保有します．
本書を無断で複製する行為（コピー，スキャン，デジタルデータ化など）は，「私的使用のための複製」などの著作権法上の限られた例外を除き禁じられています．また私的使用に該当する場合であっても，請負業者等の第三者に依頼し上記の行為を行うことは違法となります．

JCOPY　＜(社)出版者著作権管理機構　委託出版物＞
本書を複写される場合は，そのつど事前に(社)出版者著作権管理機構（電話03-3513-6969，FAX 03-3513-6979，e-mail：info@jcopy.or.jp）の許諾を得てください．

行動変容をサポートする
保健指導 バイタルポイント

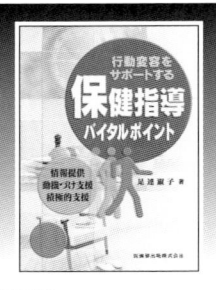

情報提供
動機づけ支援
積極的支援

あだち健康行動学研究所 所長
足達淑子 著

B5判・120頁
定価2,310円（本体2,200円 税5％）
ISBN978-4-263-72019-6

- 平成20年度からの「標準的な健診・保健指導プログラム」では，メタボリックシンドロームに焦点をあてた健診と保健指導が医療保険者に義務づけられた．そこでのキーワードは行動変容とセルフケア推進である．
- 現場の指導者向けに「情報提供」「動機づけ支援」「積極的支援」という特定保健指導における断層化された指導区分に沿って，行動療法の立場から押さえておきたい必要不可欠なエッセンスをまとめ解説．

― 本書のおもな目次 ―
1章 総論　保健指導を始める前に押さえておきたい基本事項
2章 情報提供
3章 動機づけ支援
4章 積極的支援

行動変容のための
面接レッスン
行動カウンセリングの実践

実例DVD付
―習慣変容のための初回面接―

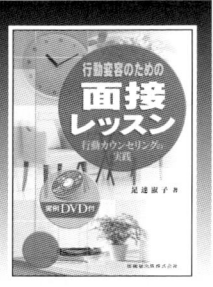

あだち健康行動学研究所 所長
足達淑子 著

コミュニケーション能力に磨きをかけて，
ライフスタイルのカウンセラーを目指そう！

B5判・128頁
定価3,570円（本体3,400円 税5％）
ISBN978-4-263-70556-8

- 面接（行動カウンセリング）技術をQ＆A形式でやさしく解説した入門書！
- 読者自身の面接方法や習慣をチェックする「セルフチェック」，スキルアップに役立つ「今日からできる実践課題」を収載．日常生活の中で，無理なく面接技術がレベルアップできる！
- DVDでは，実際の面接例（面接の良い例，悪い例．クライエントの準備性のみきわめと対応）を紹介．

― 本書のおもな目次 ―
指導者から生活支援のカウンセラーに
基礎編 行動カウンセリングを始める前に
実践編 Part-1：初回面接
実践編 Part-2：次回以降の面接
付録 DVD解説書：習慣変容のための初回面接―行動カウンセリングの実際

● 弊社の全出版物の情報はホームページでご覧いただけます．http://www.ishiyaku.co.jp/

医歯薬出版株式会社　〒113-8612 東京都文京区本駒込1-7-10
TEL. 03-5395-7610
FAX. 03-5395-7611

2008年12月作成.IS

●肥満症の最新専門情報をもれなく盛り込んで解説した生活指導実践ガイド！

肥満症の生活指導
行動変容のための実践ガイド

◆大野　誠（日本体育大学大学院教授）ほか著
◆B5判　2色刷　244頁　定価3,990円（本体3,800円 税5%）

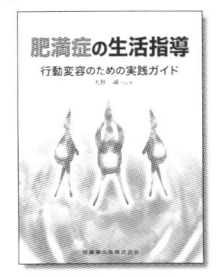

ISBN978-4-263-23556-0

◆本書のおもな特徴

- 内臓脂肪の過剰蓄積に着目した特定健康診査，特定保健指導がスタートして以来の研究成果を反映させて，内臓脂肪に対する研究と臨床両面における最新の専門情報をもれなく盛り込んで解説した臨床現場で活用するための実践実用ガイド．
- 従来の栄養指導が，「知識の理解」に重点がおかれてきた点を考慮して，身に付いた知識が日常生活の中で「実践」され行動変容が達成されるように，行動修正療法を実践的に解説．著者が臨床経験に基づいて考案した実績ある減量システムの「自宅入院」についても，具体的に紹介．
- スローレジスタンストレーニングを取り入れた運動療法の効果や，高強度運動に対する抗酸化サプリメントの効果など，運動生理学における最新の研究成果についても，わかりやすく紹介し，運動指導に活用できる．また，行動変容に対する新しいアプローチとして，多方面で注目されているコーチング理論と減量指導の現場で活用しうるテクニックについても記述．

◆本書の主要目次

第1章　肥満，肥満症と生活習慣病のかかわり
肥満の判定　体脂肪測定による身体組成の把握　肥満と肥満症の判別　肥満症と倹約遺伝子～省エネ体質のエコ型人間ほどメタボになりやすい～

第2章　ウエストサイズ・ストーリー　～内臓脂肪と生活習慣病のかかわり～
死の四重奏とメタボリックシンドローム　内臓脂肪と生活習慣病　メタボリックシンドロームの診断基準　内臓脂肪とは何者？　生活習慣病とインスリン抵抗性　肥満関連遺伝子とレプチンの発見　アディポサイトカインと生活習慣病　血液の中を流れている脂質

第3章　肥満の成り立ち～体脂肪蓄積のメカニズム～
肥満につながるエネルギーバランス　セットポイント仮説とレプチン　中性脂肪がたまる仕組み　からだの中の脂肪細胞　交感神経とエネルギー代謝　肥満型食事スタイルとは　気分，情緒と食欲をつなぐネットワーク　社会環境要因と肥満　肥満要因チェック表

第4章　ヘルシーダイエットの基本戦略
肥満解消の基本原則と治療法　治療法選択のためのガイドライン　肥満に対する減量指導の進め方　特定健康診査と特定保健指導　「自宅入院」という減量プログラム　健康づくりのための運動指針2006　減量のステージ別に主役を決める　できそうなところから行動変容に取り組む！

第5章　食事療法と運動療法のノウハウと健全なライフスタイル
食事療法の進め方　運動療法の進め方　ガンと動脈硬化を防ぐライフスタイル

第6章　行動修正療法の実際
メモをつけて客観的に自己分析を　太りにくいライフスタイルへ脱皮する　現実的なダイエット作戦を展開する　食べたいという衝動を克服するノウハウ　行動修正療法で応用される主なテクニック～まとめ～

第7章　民間のダイエット法の問題点と評価
短期間のうちに体重が減るダイエット法　単品あるいは偏食ダイエット　部分的に体脂肪を減らすことができる？　化粧品と医薬品の違い　飲むだけでやせられる健康食品はないか　栄養素の吸収を阻害する健康食品と薬　天然の食品成分と人工的な製品とのギャップ　日本ではやせ薬は手に入らないの？　欧米のスーパーで売っているやせ薬は安全？　医師の処方が必要な肥満治療薬の個人輸入　やみ薬，にせ薬の密輸，密売

第8章　減量指導に生かせるコーチングの理念
コーチングとは　NLPコーチングとは　NLPコーチングの基本的理念　減量指導の現場で活用できるNLPコーチングのスキル

医歯薬出版株式会社　〒113-8612 東京都文京区本駒込1-7-10　TEL03-5395-7610　FAX03-5395-7611　http://www.ishiyaku.co.jp/

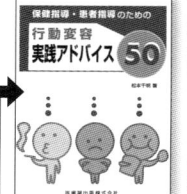

指導力&健康教育力が
みるみる身につく!!

保健指導・患者指導のための
行動変容
実践アドバイス50

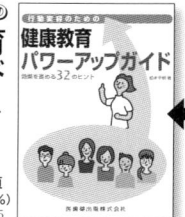

■A5判　126頁
■定価1,890円(本体1,800円 税5%)
ISBN978-4-263-23528-7

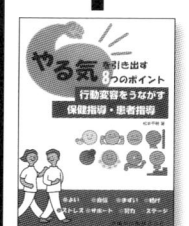

保健スタッフのための
ソーシャル・
マーケティング 実践編

行動変容をうながす
健康教育・保健指導のために

■B5判　100頁
■定価2,520円(本体2,400円 税5%)
ISBN978-4-263-23507-2

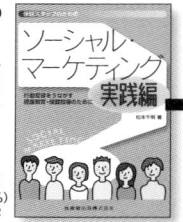

やる気を引き出す8つのポイント
行動変容をうながす
保健指導・患者指導

■A5判　110頁
■定価1,680円(本体1,600円 税5%)
ISBN978-4-263-23504-1

保健スタッフのための
ソーシャル・
マーケティングの基礎

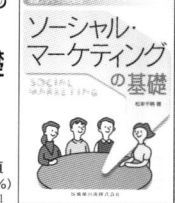

■B5判　82頁
■定価1,890円(本体1,800円 税5%)
ISBN978-4-263-23447-1

医療・保健スタッフのための
健康行動理論
実践編

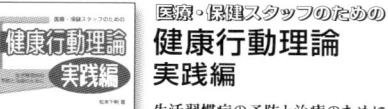

生活習慣病の予防と治療のために

■B5判　92頁
■定価1,890円(本体1,800円 税5%)
ISBN978-4-263-23393-1

行動変容のための
健康教育
パワーアップガイド

効果を高める32のヒント

■A5判　96頁
■定価1,890円(本体1,800円 税5%)
ISBN978-4-263-23548-5

**個別の
保健指導・患者指導に
強くなりたい!**

著者プロフィール 松本千明 先生
北海道立旭川高等看護学院非常勤講師／医学博士・公衆衛生学修士．現在は，医療・保健スタッフを対象に，健康行動理論とソーシャル・マーケティングに関する講演と執筆を中心に活動中．
URL http://homepage3.nifty.com/cmkenkou/

医療・保健スタッフのための
健康行動理論の基礎
生活習慣病を中心に

■B5判　108頁
■定価1,890円(本体1,800円 税5%)
ISBN978-4-263-23337-5

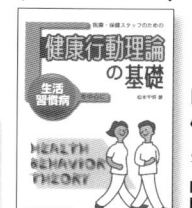

**不特定多数への
健康教育で，
力を発揮したい!**

医歯薬出版株式会社　〒113-8612 東京都文京区本駒込1-7-10　TEL03-5395-7610　FAX03-5395-7611　http://www.ishiyaku.co.jp/